中川恵一　東大病院放射線治療部門部門長［監修］

前立腺がん患者会［編］

伊佐和巳　小野恒　木下勝栄　津川典久　羽渕淳　渡部優一

体験者が語る
前立腺がんは怖くない

コミュニティ・ブックス

日本地域社会研究所

はじめに

　もし、お医者さんから前立腺がんだと宣告されたら、がんに対する知識不足のために不安にかられ、ただおろおろするだけで、どうしたらよいかと判断に困ってしまう方が多いのではないかと思います。人によって不安に思う度合いは違うと思いますが、金銭問題、仕事および家族の問題、治療法についての問題の３つが、大きく心にのしかかるのではないかと思います。

　がんは、自分には関係ないと思う人や、そう願っている人も多いと思いますが、残念ながら現実は一生のうち、男性の６割の人が、何らかのがんにかかると言われています。

　がんに関する情報は、テレビ・ラジオ・新聞・週刊誌等の媒体で毎日のように報道されています。ただ、それらの情報は玉石混交で、どれを信じてよいのかよく分からないし、あまり真剣に考えず、自分には関係のないことと思いながら、ただ漫然と見たり読んだりしている……。そこへがんと宣告されて、初めて慌てふためくことになるのが現実の姿ではないでしょうか。

身近なところにがんを体験された方がおられれば、その方からどうされたのか状況を伺って判断の参考にすればよいと思いますが、まだまだ、がん体験者は誰にも告白せずに黙っているケースが多く、診断された部位の体験者を見つけるのは、なかなか容易なことではないと思います。

そこで、本書は前立腺がん体験者が直面したさまざまな問題に関して、実際にどのように解決してきたのか、個々人の事例を率直に述べることで、体験者の「生の声」として紹介することにしました。それぞれ対処方法が異なるため、どれがよいかは読者の判断に委ねますが、たとえば、金銭問題については、高額な治療費がかかるとの情報も多く、治療をためらっている人のために、実体験を基にどのように対応してきたかを示し、仕事および家族の問題については、職場や家族にどのように話をして、その結果はどうだったのかを記しました。また、治療法についての問題は、何を根拠にその治療法を選択したのかを明らかにしたつもりです。

第4章では、日ごろから前立腺がん体験者が、がんに関する情報を得ているウェブサイトを紹介しています。東大病院放射線治療部門中川恵一部門長および澤柳昂医師による特別寄稿「前立腺がんと向き合うために知っておきたいこと」とあわせて、前立腺がんに対して不安に思っている多くのご同輩の方々に、必ず参考にしていただけると思っています。

前立腺がん患者会　代表　　小野　恒

目次

特別寄稿

前立腺がんと向き合うために知っておきたいこと

東京大学医学部付属病院

放射線治療部門

医師　澤柳　昴

部門長　中川恵一

病気に立ち向かうとき、必ず力になる前立腺がんの基礎知識。

前立腺がんは働きながら治せる

当院で放射線治療を受けた患者さんの声

先日、前立腺がんに対して当院で放射線治療を受けて2年経過する患者さんと対談する機会がありました。お相手は都内で会社を経営する65歳の男性です。当院でスペーサー（32ページ参照）を挿入し、その後に5回の定位放射線治療を実施いたしました。

前立腺がんと診断され、手術や従来型の放射線治療を受けた方がまわりに何人もいるなか、この治療を受けられて本当にラッキーだったとおっしゃっていただきました。社長業を休むことなく、仕事の合間に治療を受けることができ、すぐに仕事に戻れたこと、治療から2年経った今、再発もなく、毎日元気に生活できていること、などを語っていただきました。治療に携わった医師としても、とても嬉しい言葉でした。

がん治療と仕事の両立に最適の放射線治療

日本は、少子化が進むなか、移民を受け入れてきませんでした。このため、高齢者が働かなければ、経済成長も社会保障制度の維持もままなりません。実際、総就労人口に占める65歳以上の高齢者の割合は13％に達しています。ドイツ2％、フランス1％程度ですから、日本の高齢者がいかに仕事をしているかが分かります。

本書の第1章でも、小野恒氏はご自身の治療で以下のように語られています。

「38回の放射線治療を受けました。週5回、8週間にわたっての通院治療となりました。治療開始は19時40分で、終了が21時でした。私の場合は仕事帰りに立ち寄るかたちで治療を受けることができました。そのため仕事への支障はまったくありませんでした」

放射線治療が、治療と仕事の両立にうってつけであることが分かります。私が当該病院で夜間の放射線治療を始めたのもそのためです。なお、東大病院では、38回ではなく、5回の通院で前立腺がんの放射線治療が完了しますから、さらに、働く方への利便性が高まっています。

多様な治療選択肢

少し前のことですが、特定の臓器のがんの診断を受け、診断時期を覚えている方1032名を対象に、セカンドオピニオンの実態調査と分析を行ないました。その中には前立腺がんの方も含まれています。複数の治療選択肢を知りたいとの希望がある方は7割以上に上ったのにもかかわらず、実際にその説明を医師から受けた方は半数にも満たないという結果でした。セカンドオピニオン自体はほぼ全員に認知されていましたが、実際にセカンドオピニオンを受けた方は2割にすぎませんでした。

現在、医療の進歩とともに、前立腺がんの治療選択肢の幅は大きく広がっています。医療従事者が十分に情報収集をし、患者さんにさまざまな選択肢、その利点と欠点を説明・提案するのは当然のことです。しかし、先述のような現状があり、患者さん本人もある程度の知識があったほうが、最適な意思決定につながるのではないかと考えます。異なる立場からの意見が必要だと感じた場合には、積極的にセカンドオピニオンを利用することも重要です。以下に、前立腺がんとその治療方法について記します。治療と仕事の両立を考えるときの参考にしていただければと思います。

これだけは知っておきたい、前立腺がんのこと

前立腺がんの患者数、死亡者数

日本において、新たにがんと診断される人、がんによって命を落とす人はともに増加の一途をたどっています。国立がん研究センターが発表している最新がん統計によると、２０１４年に新たにがんと診断された人は約87万人で、そのうち男性は約50万人を占めるとされています。同じく２０１４年に新たに前立腺がんと診断された男性は7万４０００人程度で、胃、肺、大腸に続き、男性では4番目に多い結果となっています。とくに高齢者を中心に罹患者数が多く、65〜79歳の男性では、上皮内がんを除けば最も罹患者数の多いがんと報告されています。日本人男性が生涯で前立腺がんと診断される確率は現在のところ９％、つまり約10人に1人が一生のうちで前立腺がんに罹患すると推定されます。前立腺がんはアメリカでは以前から男性で最も多いがんであり、日本も将来的に前立腺がん患者はさらに増えていく可能性があります。

一方で、前立腺がんは「おとなしいがん」としても知られ、5年相対生存率（がんと診断された人のうち5年後に生存している人の割合が、同じ性別および年齢の日本人のうち5年後に生存している人の割合に比べ、どの程度低いか）は90％以上とされています。死因とは無関係で、死亡後の解剖で初めて明らかになるがん、いわゆる「ラテントがん」として発見されることも少なくありません。

ただし、今後の前立腺がん罹患者数の増加により死亡者数も増加していくことが予想されます。現に、アメリカで前立腺がんは、すでにがんによる死亡原因の第2位となっています。また、前述の高い生存率は適切な治療が施されてこそであり、生存率が高いからこそ確実な治療が施される必要があるともいえます。

前立腺がんの性質

前立腺がんは、言うまでもなく前立腺にできる悪性腫瘍です。前立腺は男性の骨盤の中、膀胱の下方、直腸の前方に位置し、膀胱から陰茎まで連続する尿道のうち、一部を取り巻く形で存在します。前立腺には、精液の一部である前立腺液を分泌するというはたらきがあります。この前立腺の細胞が無秩序に増殖するようになったものが前立腺がんであり、前立腺の中でも外腺と呼ばれる辺縁に位置する領域から、その多くが発生します。

前立腺がんは、その進展に男性ホルモン、すなわちアンドロゲンが密接に関与していることがわかっています。アンドロゲンは、副腎および精巣という臓器から分泌され、二次性徴や体毛の増加、筋肉の増強などを促す作用があります。アンドロゲン自体は人間にとって欠かせないホルモンですが、前立腺がんに対してはその進展を手助けする方向にはたらきます。実際に前立腺がんの治療として、アンドロゲンの作用を阻害するアンドロゲン遮断療法（androgen deprivation therapy: ADT）が使用されます。

前立腺がんは初め前立腺内にとどまっていますが、進行すると徐々に隣接する精嚢という臓器や周囲の組織、リンパ管や血管を介して転移をきたします。転移先としては近傍のリンパ節、そして骨が多いことが知られています。頻度は少ないですが、肝臓や肺といったその他の臓器への転移もみられることがあります。

前立腺がんの症状

前立腺がんは、前述のように前立腺の辺縁に発生することが多く、内側を走る尿道を圧迫することは少ないので、それ自体による自覚症状があることは多くありません。ただし、前立腺肥大症を合併する場合には、尿道の圧迫による頻尿や残尿感といった症状を自覚することがあります。また、骨への転移がある場合には、転移部位に痛みの症状がみられることもあります。

前立腺がんの検査

前立腺がんは無症状であることも少なくないので、検診などを契機に偶然、発見されるケースが多いです。もともとは前立腺がんを疑うきっかけとなるのは、直腸指診でした。肛門・直腸から検査者の指で直接、前立腺を調べるというものですが、検査者の経験に左右されることもあり、直腸指診のみでは早期発見は必ずしも容易ではありませんでした。

現在ではＰＳＡ検査が普及したことにより、前立腺がんの早期発見が容易となりました。ＰＳＡ、すなわち前立腺特異抗原（prostate specific antigen）とは、前立腺の細胞から分泌されるタンパク質で、いわゆる腫瘍マーカーと呼ばれるものの一つです。ＰＳＡも含め腫瘍マーカーは一般に血液検査で知ることができ、体内に存在する腫瘍細胞の量を反映するとされています。腫瘍マーカーの多くは複数の腫瘍がその上昇の原因となり、腫瘍以外の原因でも上昇することがあるため、値の上昇が必ずしもある特定のがんを示しません。しかし、ＰＳＡは前立腺に特異的なタンパク質であり、ＰＳＡの上昇は原則として前立腺の何らかの異常を意味します。前立腺の炎症や前立腺肥大症でも上昇するものではありますが、ＰＳＡ検査は前立腺がんを疑うきっかけとして、また前立腺がんの進行具合を知る材料として非常に優秀です。

その一方で、ＰＳＡ検査の普及により、本来不必要な検査や治療がＰＳＡ上昇を理由として行なわれることがあり、過剰診断・過剰治療が問題として取り上げられることがあります。

直腸指診やＰＳＡ測定によって前立腺がんを疑った場合、確定診断のために前立腺針生検が考慮されます。針生検とは、文字通り前立腺に向かって針を刺し、前立腺組織を採取するという検査です。局所麻酔を行なった後で、会陰と呼ばれる陰嚢と肛門の間の部分の皮膚から針を刺すことが多いです。前立腺の複数の箇所から組織を採取し、病理診断医が顕微鏡で精査した結果に基づいて、前立腺がんの診断は確定となります。また、針生検のもつ意味は診断の確定だけではありません。顕微鏡で見た腫瘍細胞の顔つきによって、悪性度合いの高さをスコアリングします。これはGleason scoreと呼ばれ、後述のように治療方針決定の重要な材料となります。

前立腺がんの確定診断の後には、CT、MRI、骨シンチグラフィーといった画像検査で、前立腺がんがどの程度広がっているかを評価します。前立腺がんの広がり具合によって、治療の選択肢が限られていくこととなります。MRIなどの画像検査を、PSA上昇がみられた時点で実施し、がんが疑われる場合に限って前立腺針生検を実施する、という方法もあります。

前立腺がんの治療方針

前立腺がんの治療方針は、患者ごとにリスクを評価した上で、それに基づいて決定していきます。ＰＳＡの値、前立腺がんの広がり具合、針生検時の Gleason score といったものでリスクを評価します。さらに細かい分類もありますが、大まかに言えば、低リスク、中リスク、高リスクの３つに分類されます。高リスクのほうが治療に反応しにくく、再発もしやすいという、いわば「質の悪いがん」です。

非常に早期でリスクの低い前立腺がんについては、ＰＳＡ監視療法という選択がとられることがあります。ＰＳＡ監視療法とは、積極的な治療を行なわないままフォローしていき、必要に応じて再生検を含めた再評価を行ない、進行が疑われた場合に改めて積極的治療を検討するというものです。臨床的に治療の必要がないと考えられる、おとなしいがんに対する積極的治療を減らす、という観点から提唱されているものです。

ＰＳＡ監視療法を除けば、代表的な前立腺がんの治療としては、手術療法、放射線療法、ホルモン療法が挙げられます。放射線治療に関しては後述するとして、ここでは手術療法とホルモン療法、さらにその他の局所療法について述べます。

前立腺がんの手術療法

手術療法は前立腺全摘除術というもので、文字どおり前立腺および隣接する精嚢をすべて摘出するというものです。摘出した後に、膀胱と尿道をつなぎ合わせます。また、手術の際に勃起機能を司る神経を温存し、術後の勃起障害を起こりにくくする手術も行なわれることがあります。一方で、まだ明確なデータがあるわけではありませんが、神経を温存することでがんを一部取り残し、再発が起こりやすくなるのではないか、という意見もあります。腹腔鏡手術が登場したことにより、前立腺がんでも従来の開腹手術より小さい創部での手術が可能になりましたが、手術時の視野が狭く、手術器具の動きに制限があるという問題点がありました。しかし､近年ではロボット支援手術によって、創部は小さいままで手術操作性が大きく向上しました。ロボット支援手術とは、小さい創部から患者さんの体内に挿入されたロボットアームを、術者が遠隔で操作するというものです。体内を立体画像として見られる、アームの自由度が非常に高い、手ぶれ防止機能があるといった利点があり、急速に普及してきています。ロボット支援手術の臨床成績に関してのデータはまだ少ないため、今後の報告が待たれています。

前立腺がんのホルモン療法

　ホルモン療法は、男性ホルモンであるアンドロゲンの作用をいずれかの段階でブロックするというもので、前述のようにアンドロゲン遮断療法とも呼ばれます。従来のホルモン療法をしばらく続けていると、ホルモン療法が効かない状態、すなわち去勢抵抗性前立腺がんに陥ってしまいます。去勢抵抗性前立腺がんに対する治療はしばらく低迷していましたが、近年、新規のホルモン療法剤や抗がん剤、放射性医薬品が登場し、治療成績の向上が期待されています。

　また、放射線治療も去勢抵抗性前立腺がんの治療選択肢の一つです。放射線治療を用いる場合は、前立腺そのものに対しての治療の他、すでに転移している場合でもその数が限られているときには、それぞれの転移箇所への放射線治療ががんの制御につながることが知られています。

　ホルモン療法は単独で用いることもありますが、中リスクや高リスクの前立腺がんに対して放射線治療を行なうとき、併用してホルモン療法を用いることが推奨されています。その際、中リスクでは4～6カ月、高リスクでは2～3年、ホルモン療法を継続することとなります。

その他の局所療法

局所療法、すなわち前立腺部にある病変に対しての治療としては、現状では手術療法や放射線治療が一般的です。しかし、それ以外にもいくつかの治療法が試みられています。代表的なものは、凍結手術と高密度焦点式超音波治療（high intensity focused ultrasound: HIFU）です。凍結手術は、腫瘍部分の凍結によって腫瘍にダメージを与える方法で、通常は針生検と同じように、局所麻酔をしたうえで会陰部から針を刺し、腫瘍部分を冷却し凍結させます。HIFUは、肛門より直腸に挿入したプローブ（超音波を出す器具）から焦点を絞った強力な超音波を出し、腫瘍部分のみを熱してダメージを与える治療法です。いずれの治療法も、前立腺がんと診断された後の最初の治療としては、手術療法や放射線治療より優れているという明確な根拠がないというのが現状です。しかし、放射線治療後に前立腺部のみに再発がみられた場合には、世界的に用いられている全米総合がんセンターネットワーク（National Comprehensive Cancer Network:

NCCN）のガイドラインにおいて、凍結手術やＨＩＦＵが推奨されています。放射線治療後に前立腺部に再発がみられた場合、１度目の放射線治療によって組織が傷害されているため、再度の放射線治療や手術療法は通常リスクが大きいためです。

放射線治療にも、いろいろな方法がある

前立腺がんの放射線治療

放射線治療は、手術療法・化学療法と並んでがん治療の三本柱の一つとなっています。しかしながら、アメリカではがん患者の３人に２人が放射線治療を受けているのに対し、日本では３人に１人程度しか放射線治療を受けていません。放射線治療を受けるがん患者は増加を続けてはいますが、日本はまだまだ放射線治療の普及が十分ではないと言わざるを得ません。

一般的に、放射線治療は手術と比較して機能や形態の温存に優れており、高齢者や合併症を有するような患者さんにも実施できる場合が多いというメリットがあります。腫瘍の種類や部位によっては、手術のほうが腫瘍を制御する力が優れているものもありますが、前立腺がんにおいては手術と放射線治療の治療効果が同等であるといういくつかの報告があります。もちろん、進行具合やがんの性質によって治療効果が異なる可能性

がありますし、手術のほうが制御に優れているとする報告もあります。しかし、とくに高リスクの前立腺がんにおいては、手術よりもホルモン療法を併用した放射線治療のほうが、良好な治療成績が得られると報告されています。ＮＣＣＮのガイドラインでも、高リスク前立腺がんの治療の原則はホルモン療法併用の放射線治療で、手術療法はあくまで限られた患者さんにおける治療オプションの一つである、とされています。さらに治療効果が仮に同等であっても、診断されてからも長くにわたって存命する可能性が高い前立腺がんにおいては、機能や形態の温存という、放射線治療のメリットがより活かされると考えることができます。また、そもそも高齢者に多いがんであることから、手術は不可能だが放射線治療なら可能、という状況も多くみられます。

体外照射と組織内照射

前立腺がんの放射線治療は、大きく分けて体外照射と組織内照射があります。体外照射は、患者さんの体の外から前立腺をめがけて放射線のビームを当てるというものです。一方で組織内照射は、前立腺の中に放射性物質を直接挿入し、発生する放射線を利用して内部から治療するというものです。それぞれ単独で用いられたり、両者を組み合わせて治療したりします。

三次元原体放射線治療

体外照射は従来、三次元原体放射線治療（3-dimensional conformal radiation therapy: 3D-CRT)が用いられてきました。この治療法は、主にＣＴ画像を用いてターゲットとする前立腺やその周囲組織を立体的にとらえ、その形状に合わせたビームを複数の方向から当てることで、正常な組織を守りながら標的（放射線を当てたい部分。前立腺がんにおいては前立腺や精嚢がこれにあたる）に正確に放射線を当てていくというものです。放射線治療のうちの多くがこの方法で行なわれており、前立腺がんの治療としても３Ｄ―ＣＲＴを用いている施設が多くあります。

強度変調放射線治療

３Ｄ―ＣＲＴよりもさらに正確に標的の形状に合わせて放射線を当てていくことを可

能にした技術が、強度変調放射線治療（intensity-modulated radiation therapy: IMRT）です。ビームの形を細かく調整できるような絞りを利用し、多方向から照射することで、標的の形状に細かく合わせて高い線量の放射線を当てることを可能にしました。その際の一つ一つのビームの当て方は、人間ではなくコンピュータが計算することで、全体として最適な治療計画を実現しています。標的の形状に正確に合わせられるということは、周囲の正常な組織に無駄に当たってしまう放射線の量も最小限にすることができるということです。前立腺には膀胱や直腸といった臓器が近接していますが、これらは本来放射線を当てたくない臓器です。膀胱や直腸に当たる放射線の量を最小限に抑えることができるという点は、ＩＭＲＴの大きな利点といえます。実際にアメリカでは、前立腺がんの体外照射は90％以上がＩＭＲＴで行なわれています。遅れをとっているものの、日本でも前立腺がんの治療をＩＭＲＴで行なわれる患者さんは、急速に増えてきています。

体外照射はその性質上、ビームを出す方向を多くすればするほど自在な照射範囲を作ることができます。このことはＩＭＲＴにも当てはまり、ビームの方向の数を大きく増やすことができるのが強度変調回転放射線治療（volumetric modulated arc therapy:

VMAT）です。私が所属する東大病院放射線治療部門では、２００８年から全国に先駆けてＶＭＡＴによる放射線治療を行なってきました。ＶＭＡＴは、治療装置を回転させながらＩＭＲＴを行なうというものなので、あらゆる方向からＩＭＲＴを行なうことに対応しているといえます。照射範囲をより自在に設定できるようになるだけでなく、ＶＭＡＴは従来のＩＭＲＴに比べて、治療時間を大きく短縮させることができます。治療時間短縮によって、患者さん自身の負担が軽減するだけでなく、治療中の患者さんの微妙な動きが減ることで、狙った場所に正しく放射線が当たること、すなわち治療の精度を向上させることにもつながります。

画像誘導放射線治療

体外照射の治療精度を向上させる技術として、他に画像誘導放射線治療(image-guided radiotherapy: IGRT）があります。放射線治療では、事前に治療計画を立てて、毎回の治療時にはそれに基づいた治療が行なわれます。治療計画時の体勢や位置のとおりに患者さんに治療台で横になっていただくのはもちろんですが、微妙な体勢の違いや周囲臓器の状態の違いによって、計画時と完全に同一の状態で治療を行なうことは不可能です。この位置ずれが大きいほど、標的に十分な放射線が当たらず、周囲の正常臓器に予想外に多くの放射線が当たってしまうことになります。位置ずれを最小限にするために用いられる技術がＩＧＲＴで、毎回の放射線治療の直前にＣＴやレントゲン撮影などを行ない、計画時の画像とのずれの分だけ治療台を移動し、ずれを補正するというものです。こうして治療回ごとのずれを補正するわけですが、治療中も臓器は移動することが知られています。前立腺でいえば、筋肉のゆるみや腸内容物の移動によって常にわずかに移動するとされます。そのため、前立腺内にマーカーを埋め込んでその動きを見たり、超音波検査画像でリアルタイムに臓器の位置情報を取得し続けたりすることで、治療中の臓器の動きを調べる試みもなされています。

トモセラピー

通常の放射線治療装置では、従来の治療法やＩＭＲＴの双方が可能ですが、ＩＭＲＴに特化した放射線治療装置として、トモセラピー（TomoTherapy）があります。トモセラピーもＶＭＡＴと同様に、治療装置を回転させながらＩＭＲＴを行なうというものですが、照射技術としてはやや異なり、ＣＴ検査の技術を応用したものになります。従来の放射線治療は、治療装置からは円錐状に広がるビームが出て、患者さんの位置は固定したまま治療装置のみが動きます。一方でトモセラピーでは、治療装置は扇形に広がるビームを出しながら回転し、患者さんもビームに直交する方向に移動していきます。それによって、標的にはらせん状に放射線が当たっていくことになります。イメージとしては、薄切りにした照射範囲を積み重ねていき、実際の立体的な照射範囲を構成するということです。このようにすることで、放射線を多く当てる部分、あまり当てない部分を、非常に高い自由度で設定できるようになります。また、同じ装置内にＣＴ検査装置も備えており、治療直前に同じ部屋、同じ位置でＣＴを撮影することができ、精度高くＩＧＲＴを実施できます。

自由度の高い照射範囲の設定、高精度の治療ができるため、トモセラピーは前立腺がんの治療でも用いられます。それ以外にも、複数の標的に同時に放射線を当てたい場合や、標的の中でより多く当てたい部分とより少なく当てたい部分をそれぞれ作りたい場合、非常に長い範囲に放射線を当てたい場合などに、とくに真価を発揮することになります。

寡分割照射と体幹部定位放射線治療

前立腺がんは、多くの線量を与えるほど治療成績が向上することが知られています。しかし、前立腺がんに与える線量を増加させることは、周囲の正常臓器に与える線量も増加させることになり、副作用を防ぐという観点から実際には線量増加には限界があると考えられます。そこで試みられている方法が、1回あたりの線量を増加させるという方法です。従来の前立腺がん体外照射では、1回あたり1.8-2Gyで36~40回程度の回数の治療が行なわれてきました。この1回あたりの線量を増加させ、そのぶん治療回数を減らすのが寡分割照射と呼ばれる方法です。1回あたりの線量を増加させることで増強される組織の障害は、悪性腫瘍の多くでは周囲の正常臓器のほうが大きく、腫瘍制御力を上げるメリットより、副作用増加のデメリットのほうが大きいとされます。しかし前立腺がんでは、周囲の正常臓器より前立腺がん組織のほうが1回あたりの線量増加による障害が大きいとされており、単純に治療回数を増やすよりも1回あたりの線量を増やすほうが、副作用を増やさずに治療成績を向上させるのに適している可能性があります。

中でも1回あたりの線量をとくに大きく増加させた治療が、当施設が前立腺がんに対し現在行なっている体幹部定位放射線治療（stereotactic body radiation therapy: SBRT）で、いわゆるピンポイント照射とも呼ばれる方法です。高精度に標的だけを照射する技術のことで、結果的に1回あたりの線量を大きく増加させることを実現しています。治療回数が多ければ多いほど、1回あたりの治療時のずれの影響は小さくなり、またさまざまな方向のずれが全体でみると平均化されていきます。しかし、治療回数が減るほど、1回あたりのずれが治療結果に大きく影響してしまうため、治療精度の担保が必要不可欠になります。当部門では前述のVMATやIGRTといった技術をフル活用して極めて精度の高い治療を行なうことで、結果的に5回という少ない回数で治療することが可能となっています。現在当院では、根治を目的とした前立腺がんの治療は、原則5回の通院で、そのうえ1回あたり2分程度の照射時間で行なっています。SBRTを行なった複数の臨床研究の長期追跡結果をまとめた結果が論文として発表されており、治療成績・副作用ともに従来の治療方法に劣っていないことが示されました。この報告やその他のデータを受けて、ＮＣＣＮのガイドラインではすでに、長い期間にわたる放射線治療が困難な場合にはＳＢＲＴを考慮してよいと記載され、標準的な放射線治療スケジュールの中に、ＳＢＲＴを前提とした5回で行なう治療パターンが併記されるようになっています。

直腸を保護するスペーサー

前立腺の周囲にあり、守らなければならない臓器の代表格が直腸です。直腸は前立腺のすぐ後方に位置し、前立腺に多くの放射線を当てようとすると直腸にも当たりやすくなります。直腸が放射線によって障害されると、出血などの副作用が出る可能性があり、まれにではありますが入院や手術を要する状態に陥ることもあります。前述のＳＢＲＴのような、１回あたりに大きな線量を用いる放射線治療では、とくに注意が必要です。ＶＭＡＴやＩＧＲＴといった技術は直腸保護に非常に重要な役割を果たしていますが、物理的に前立腺と直腸の間の距離を広げる手法もとられることがあります。超音波画像を見ながら直腸と前立腺の間にゲル剤を注入することで、前立腺と直腸の間にスペースを作るという方法です。ゲル剤は放射線治療の期間中は保持されスペーサーとしてはたらき、半年程度で自然に吸収されてなくなります。人体への影響はありません。単純に直腸が前立腺から離れることになるので、当然直腸に当たる線量を下げることが可能です。それによって、実際に直腸の副作用が減ることが期待されます。当部門ではこのゲル剤を用いた放射線治療を、臨床研究という形で２０１７年４月から国内で初めて行なっています。この臨床研究で、当院では40人の患者さんにスペーサーを挿入して放射線治療を行ないました。２０１８年６月には保険診療となり、現在当部門でも通常診療の中で利用しています。

粒子線治療

これまで述べてきたX線による放射線治療以外に、前立腺がんに対して粒子線を用いた治療も行なわれています。現在臨床で実施されているのは陽子線治療と重粒子線治療です。X線の線量が体内に入って比較的浅い部分でピークとなり、深部に向けて徐々に減衰していくのに対し、粒子線はより深部で線量のピークを迎え、さらなる深部ではX線より急速に減衰するという特徴があります。つまり、X線が深さによらず組織にある程度の影響を及ぼしてしまうのに対し、粒子線は一定の深さの部分のみに集中して影響を及ぼすということです。このピークの深さを調整することで、狙った部分のみに強く照射することが可能となります。また、中でも重粒子線はX線や陽子線と比べ細胞を殺す効果が高いことが知られており、従来X線が効きにくい腫瘍に対しての治療効果が期待されています。しかし現状では、粒子線治療がX線治療よりも腫瘍の制御や副作用の低減に優れているというデータはありません。また、粒子線治療は大規模な加速器を要するため、多大な費用と場所を要するという課題もあります。一方で、２０１８年４月に前立腺がんの粒子線治療が保険適用となり、患者さんの自己負担が大きく減少したため、今後粒子線治療を受ける患者さんは増えていくと考えられます。

組織内照射

組織内照射には、密封小線源永久挿入療法と高線量率組織内照射があります。いずれも前立腺の中に放射性物質を直接挿入し、発生した放射線で内部から治療するものです。前者は放射線を少しずつ発生させる放射線源を半永久的に留置するもので、後者は短時間で多くの放射線を発生させる放射線源を一定時間のみ留置するという治療法です。これらの治療法の利点としては、前立腺そのものに挿入するので、前立腺の動き等を考慮する必要がなく、安定した線量を与えられることが挙げられます。また、放射線の性質が異なるため単純な比較はできませんが、組織への影響の大きさで考えると、一般的な体外照射よりも多くの線量を与えることに相当するとされます。前述のように、前立腺がんは線量を増加させるほど治療成績が向上するとされているため、これは大きな利点といえます。一方で、組織内照射の欠点としては、麻酔や手術操作が必要となり、処置自体の患者さんへの負担が大きいこと、処置そのものによる副作用が生じる可能性があること、放射線源の紛失や脱落といった事故につながる可能性があることなどが挙げられます。治療成績としては、報告によっては体外照射より優れていたとするものもありますが、同等であったとする報告や劣っていたとする報告もあります。

手術療法後の放射線治療

前立腺がんに対して手術療法を受けた患者さんのうち、残念ながら一部の方は再発してしまいます。前立腺がん手術後の患者さんは、その後PSAの値をフォローされます。前立腺全体を摘出された後なので、原則としてPSAは0に近いレベルまで低下し、その後も低い状態のままで経過します。しかし一部の患者さんでは、一度下がったPSAが再度上昇してくるという現象がみられます。基準以上までPSAが再上昇してしまった状態のことを、PSA再発や生化学的再発と呼びます。画像検査で明らかでなくても、体内のどこかに前立腺がんの組織がわずかに残存していることが予想される状態です。このような患者さんで遠隔転移が疑わしくない場合には、救済放射線治療が考慮されます。救済放射線治療とは、手術前に前立腺や精嚢が存在した領域に対して行なう放射線治療です。前立腺がんの組織が残存している可能性が高いのは、もともと前立腺や精嚢があった場所だろうという考えに基づいた治療で、この救済放射線治療によって実際に生存率が向上すると報告されています。

また手術直後の段階で、わずかに腫瘍が残っていると予想される、腫瘍の広がりが大きかった、というような、再発のリスクが高いと予想される患者さんに対して、あらかじめ放射線治療を追加することがあります。これを補助放射線治療といい、照射する範囲は救済放射線治療と同様です。再発のリスクが高いと予測された患者さんは、あらかじめ補助放射線治療を受けることで、その後のＰＳＡ再発を減らすことができたという報告があります。

塩化ラジウム内用療法

先に述べた去勢抵抗性前立腺がんのうち、骨への転移があるものに対して、塩化ラジウム内用療法を用いることができます。この治療は、ラジウムという元素の放射性同位体の一つ、ラジウム―２２３の塩化物を患者さんの血管から注射するというものです。放射性同位体（ラジオアイソトープ：RI）とは、周囲に放射線を放出する元素のことで、ラジウム―２２３はα線という放射線を放出します。ラジウムという元素は骨の主成分であるカルシウムと似た性質があり、血管から注入されると骨に、とくに転移があるような代謝が盛んな部分の骨に集まっていきます。集まった場所でα線を放出し、周囲の細胞を傷害するのです。α線はエネルギーの高い放射線であるため、細胞を殺す効果が高いことが知られています。一方で、α線は紙1枚でも止まるほど物を通り抜ける力が弱いため、塩化ラジウムを注射された患者さんの周りにいる人はもちろん、転移のある骨以外の正常な組織にもほとんどダメージを与えないという性質があります。つまり、病気がある場所には高い効果を発揮しながら、正常な組織には影響が少ないという、非常に便利な特徴をもった治療といえます。

実際に、骨への転移がある去勢抵抗性前立腺がんに対して、塩化ラジウム内用療法を行なうと、副作用を増やすことなく生存期間を延ばすことができたと報告されています。

PSMAをターゲットにした内用療法

塩化ラジウム内用療法のように、体内に放射性医薬品を投与し、特定の組織に集積させて発生した放射線で治療する方法を、内用療法といいます。まだ臨床研究段階ですが、転移のある去勢抵抗性前立腺がんに対して、塩化ラジウム内用療法の他にも放射性同位元素を使った内用療法が試みられています。前立腺特異的膜抗原（prostate specific membrane antigen: PSMA）をターゲットとした治療です。ＰＳＭＡは、ＰＳＡ同様に前立腺の細胞のみにあるとされているタンパク質です。このＰＳＭＡに結合する性質を持った物質に、放射性同位元素を結び付けた状態で血管から注入します。すると、全身にある前立腺がんの細胞のみに選択的にこの医薬品が結合し、発生させた放射線でがん細胞を傷害します。塩化ラジウムは骨の転移病変のみへの効果ですが、理論上この治療なら、骨に限らず全身のあらゆる転移病変に効果を発揮することになります。

生存率などの結果が出るにはまだ時間がかかりますが、治療後のＰＳＡ低下や転移病変の縮小がみられたとする報告が出始めています。

第1章
私の前立腺がん体験記

伊佐和巳、小野　恒、木下勝栄、
羽渕　淳、宮下静男、渡部優一

不安を抱えながらも、病気と対峙し続けた患者たちの肉声。

私の前立腺がん体験記―

勇気をもって、動いて、書いて、話して

伊佐　和巳

医師に厳しく促され、泌尿器科を受診する

会社の定期健康診断の人間ドックで、いくつかのオプション検査に対して会社から補助があったこともあり、男性なら50代から気をつけたほうがいいといわれる前立腺について、以前から前立腺がんマーカーＰＳＡ検査を受けていました。人間ドックの検査で最後に行なう医師面談のとき、医師から「ＰＳＡの数値（＊）が高くなってきたので一度、泌尿器科を受診するように」と言われましたが、1年間放ったまま何もしませんでした。そして翌年の人間ドックのとき、医師から「昨年よりＰＳＡの数値が上がっているので、ちゃんと泌尿器科を受診するように」と厳しく促されました。

泌尿器科を受診しなかったのには理由があります。私の父に晩年、前立腺がんが見つかっていたので、遺伝的にもし自分も同じがんだったら!?　という気持ちがどこかにあ

り、前向きになれなかったのです。

泌尿器科を受診すると、がんかどうかを調べるには針生検をしないと分からないと言われました。しかし、父が同じ病院で針生検をしたとき下血が止まらなくなり、輸血までしたことが思い起こされ、その恐怖心から「はい」とは即答できませんでした。

医師にあれこれ質問をしながら自分の気持ちを落ち着かせ、針生検の意思を固めてから検査の予約をしました。

人生初めての2泊3日の入院と、手術室の手術台での検査でした。入院初日の夕方、担当する医師が病室に3人くらいで来て、「局部麻酔をしますので、意識はありますが痛くはないですよ。検査で針を刺すときドーンと突き上げられるような衝撃がありますが、痛くはありません。安心してください」と、検査の概要を説明してくれました。

医師の言うとおり、検査は痛みも出血もなく終わりました。また、病室は6人部屋でしたが、持参した耳栓のおかげでイビキに悩まされることもなく無事、退院しました。

会社は有給休暇をとり、退院の翌日からいつもどおりに出勤しました。

検査結果が出るまで、「がんだったらどうしよう」と心配するようなこともなく、人間ドックの結果を待つのと同じような気持ちで、普通に過ごしていました。

検査結果は一人で聞きに行きました。順番が来て診察室に入ると、医師から「がんが見つかりました」と、サラリと告げられました。私自身も「そうかぁー、がんかぁ」と、驚くこともなく、すんなり受け入れていました。

医師は、「この程度のがんなので、転移はないと思いますが、前立腺がんは骨への転移が怖いので、念のため骨シンチの検査をやっておきましょう」の説明。そのときは、「えぇ、骨への転移？」と、前立腺にがんが見つかったことより、むしろこちらの方が驚きでした。もし骨に転移していたら、他への転移も心配になるので、骨の転移の話の方がよほど心配になったことを覚えています。

幸いにも、骨シンチ検査がすぐに受けられて、結果、転移はありませんでした。

医師からがんと告げられ、帰宅して妻に「がんが見つかったよ」と話すと妻は、「それでどうするの？」と平静に受け止めていました。がんのことは妻にだけ話し、同居していた母親や独立している子どもたちには話しませんでした。

「様子見観察」で、1年半後に放射線治療を開始

検査した病院では、手術も放射線も先端医療が導入されていなかったため、がんセンターを紹介されました。受診すると、泌尿器科の担当医は最初に手術ありきのような、治療方針の説明ばかりでしっくりきませんでした。そこで私は家族のこと、自分の仕事のことなどを考え、一番適した治療方法を探ろうと、セカンドオピニオンを受けることにしました。

セカンドオピニオンの医師の診断説明と治療方法の話は、その後の治療の意思決定に大いに役立ちました。「治療はただちに手術するのが当たり前」のような言い方をした医師とは違い、セカンドオピニオンの医師からは、私のがんの状態といくつかの治療方法など懇切丁寧な説明を受けたうえ、「様子見観察治療」というアドバイスをもらい、1年半後に放射線治療を始めることにしました。

会社のほうには、治療方針が決まってから治療方法や治療中の出勤、仕事への影響などを話すことにしていました。人事部門の責任者に報告すると、本人はさほど重大なことに思っていませんでしたが、大変心配していただき、かえって申し訳なく思いました。

日常生活もほとんど変わることなく、また会社においても仕事の役割に大きな影響もなく、通勤途中に通院して放射線治療を終えることができました。

また、高額医療補助の限度額適応認定手続きを、会社がすぐにしてくれたことと、任意の生命保険とがん保険に加入していたため、金銭的には問題はありませんでした。ただ、治療を開始してから数年後、生命保険の見直し時期がきたとき、がん治療をしたことでその後の保険の見直しに大きな支障をきたしました。

治療法の選択に悩んだら、セカンドオピニオンを考えて

先ほども書きましたとおり、最初の担当医の治療方針の説明にしっくりこなかったため、インターネットで体験話や医療機関の解説などを調べたり、関連本を読んだりしました。それでもなかなか納得がいかなかったことから、セカンドオピニオンをすることにしたのです。

担当医に、「セカンドオピニオンをするので検査データを出してほしい」と申し入れたところ、少しいやな顔をされました。セカンドオピニオンは泌尿器科の医師でしたが、

がんの状態や進行、治療方法について多岐にわたって説明していただきました。さらには私の症状に適した治療のアドバイスもしてくれました。これまでの医師の説明は手術ありきのような話ばかりで、私のがんの状態に適する治療説明は聞こえてくることはありませんでした。こうした担当医の説明に違和感を覚えながら、ずーっと悶々としていたのです。これに対してセカンドオピニオンの医師は、スタンスが手術中心ではなく患者中心でした。当たり前といえば当たり前ですが、私の受けた印象はそうでした。セカンドオピニオンによって、今まで釈然としなかった気持ちがスーッと消えました。

セカンドオピニオンは、加入していた保険のサービスメニューの一環で、私の要望をよく聴いてくださり、良い医師をアテンドしていただいたと思っています。

自費でセカンドオピニオンをしますと3〜5万円かかりますが、たとえ費用がかかったとしても、何かしっくりこないときは絶対、セカンドオピニオンをされたほうがいいと思います。

がんと宣告されてから今まで、私にはとくに大きな悩みはありませんでした。しいて言えば治療法の選択であったでしょうか。

私の好きな言葉に、「坐して瞑想にふけるより　勇気をもって　動いて　書いて　話して」という言葉があります。がんは２人に１人の時代といいますが、いざ「がん」と宣告されれば、誰だって大なり小なり不安や悩みを抱きます。その不安や悩みを抱えて悶々としていても、不安や悩みは増殖するばかりに思います。ご存知のように、検査にしても治療方法にしても、医療技術の進歩は不勉強な医師は追いつかないほど早いです。「何とかなるだろう」ではなく、「何とかしてみせる」との想いで一歩、いや半歩でもいいので、不安や悩みを解消するように行動することが大切に思います。大丈夫。

＊ＰＳＡの数値：年齢によって異なりますが、ＰＳＡの基準値は一般的には０〜４とされています。

私の前立腺がん体験記Ⅱ

しっかり勉強して、最良の結論を出そう

小野　恒

海外で保険について考えさせられた出来事

今から40年ほど前、勤務先の子会社の保険代理店の担当者から「がん保険」の説明を受け、しつこく勧誘されたので、仕方なく一番安い補償の保険に入りました。そのころは、「がん保険」に興味がある人は多くなく、入っている人も少なかったような気がします。しばらくして、友人から「疾病保険」は良い保険なので入ったほうがいいよとの話を聞き、これからはがん以外の病気もカバーする保険も必要ではないかと思い、それにも入ることにしました。10年間の掛け捨て保険で、保障に比べて割安感があったので、30代の安月給の私にとって、とても魅力的な保険だと思い、中身をあまり深く検討せずに契約してしまいました。

これで、「生命保険」「がん保険」「疾病保険」の3つの保険を掛けることになりました。

38歳で国内勤務から海外勤務になったときの話ですが、初勤務地のジャカルタで、現地スタッフの一人から、「父親が病気なので、病院で診てもらう費用として給料の１カ月分を貸して欲しい」と言われました。「貸してもいいけど、どのようにして返済してくれるの？」と聞くと、「毎月20％ずつ、５カ月で返済したい」とのことでしたので、個人的に貸すことにしました。結果、滞りなく返済してくれましたが、保険制度のない国では病院に払うお金がなくて、病気の治療ができない人が多いことを思い知らされました。

このようなことを日常的に目の当たりにすると、つくづく日本の皆保険制度のありがたさを思い知りました。

東京からの出張者といっしょに、インドネシア国内のスラウェシ島に１週間出張したときのことです。夕食時には、毎晩のように２人でビール（ビンタンビール）を飲みました。ジャカルタですと、冷蔵庫で冷やしたビールが出てきますが、そのお店は氷が入ったグラスにビールを注いで飲む方式でした。あとで考えると、氷はミネラルウォーターから製造したものではなく、水道水または井戸水を使っていたので、かなり不衛生な状態で製造された氷だったのでは、と思いました。

ジャカルタに戻ってから私だけが体がだるく、震える状態が続いたので、すぐに病院に行くとA型肝炎にかかったことが判明し、治療することになりました。1週間行動を共にしたI君は、何事もなく元気で東京に帰っていきました。駐在員の私は、年末で昼夜とも忙しい生活を送っていたせいで体が弱っていたのか、私だけが病気にかかってしまったのだと思います。

病院への支払いは、保険がないので当然、全額自己負担で支払いましたが、その分は後日、会社から立て替え金の精算として処理をしてもらいました。日本人の駐在員は、つくづく恵まれているのを実感しました。

4年あまりの海外勤務を終えて帰国し、東京勤務となりました。そんなとき、先輩のM氏が突然、胃がんで入院されました。手術をされましたがその後の経過は順調で、術前と同じように問題なく仕事をこなすことができるとのことで、2カ月後、少しお痩せになりましたが出社されました。費用について、M氏は「がん保険に入っていたので、実払いより多くの金額が給付された。入っていて本当によかった」と言われました。

しかも、M氏の入院中、仕事は部下の方が代行してこなしていたので、ほとんど支障がなかったとのことでした。そういえば、私が視察旅行でヨーロッパへ２週間程、出張したとき、いっしょの班におられたK社のK社長だけは、行く先々のホテルに毎日のようにファクスが届き、毎晩対応されていました。他の方々は私と同様、職場から連絡が来た人はいませんでした。社長と部下とでは責任の重さがこれほどまで違うのだということを深く実感させられた海外出張でした。

帰国後の最初の朝会で、皆の前で出張報告をしましたが、留守中、とくに仕事で支障になることもなかったとのことで、会社員は個人でなく、チームで仕事をしていることがよく分かりました。

治療方法を自分で決めるためにやるべきこと

私の病気についてお話しすると、以前、健康診断で「胃の精密検査をするように」との指示を受け、胃カメラによる検査を受けたところ、ピロリ菌がいることが分かりました。それで１週間、薬を飲んで退治すると、今までときどき起きていた胃痛がなくなりました。

前立腺がんについては、自分には関係のないことだと思いながらも、年に一度、会社の健康診断で血液検査項目のオプションにあったＰＳＡ検査を、54歳以降は毎年受けていました。幸い定年までの検査結果は、いずれもＰＳＡ値４・０以下でしたので、大丈夫だとの判定で、あまり気にせずに過ごしていました。

それが定年後、職場が変わってから受けた健康診断でＰＳＡ値が４・８になっていて、専門医の再検査を受けるようにと言われました。紹介状を書いていただき、自宅近くにある病院の泌尿器科で再検査を受けました。

その泌尿器科で、触診と称して医師にいきなり肛門に指を入れられ前立腺を触られたので驚きました。そのときは、とくに異常がないとの判断でしたが、ＰＳＡ値が４・８と少し高いので、念のため「針生検」を受けて確認してみようと言われ、１泊２日の検査入院をしました。「針生検」は痛いよと先輩から言われていましたので、覚悟をして臨んだせいか、思っていたよりは痛くなかった気がしました。針生検の結果は、11カ所中３カ所でがん細胞が見つかったと言われました。

担当医師から説明を受けるときは、一人で聞きましたが、私にとっては初めてのがん宣告でしたので、驚きました。他に転移がないかと、骨の検査を行ないましたが、幸い転移はないと言われ、少し安心しました。家族に報告したところ、「早期でよかったね」と言われました。

職場への報告は、転職して間もないころでしたので、治療方針が決まってからにしようと思い、すぐには報告しませんでした。担当医師から、「前立腺がんは進行が遅いがんなので、すぐに治療せず、定期的にPSA検査をして様子見するという選択肢もある。もし心配なら標準治療として、手術、放射線、ホルモン注射の3つの治療法があるので、ご自身で選択してほしい」と言われ、それぞれの概要が書いてあるパンフレットを手渡されました。何せ初めての経験で、身近に相談する人もいなくて皆目見当がつかず、どうしたらよいか焦りましたが、自分でしっかり勉強して、最良の結論を出すべきだろうと思いました。

本やネットでいろいろと調べた結果、放射線治療がよいと思い、担当医師に「自宅から近いので、この病院で放射線治療を受けたい」と言ったところ、「私も放射線治療がベストの選択だと思っている。ただ、この病院では前立腺がん治療のようなピンポイントの治療はできない。実績が多い別の病院を紹介するから、考えてみなさい」と言われました。「その病院は、あなたのように昼間働いている人のために、夜10時まで治療を受けることができるので、仕事を休まなくてもいいよ」とも言われ、紹介された病院で放射線治療を受けることにしました。

その病院では、38回の放射線治療を受けました。週5回、8週間にわたっての通院治療となりました。治療開始は19時40分で、終了が21時でした。私の場合は仕事帰りに立ち寄るかたちで治療を受けることができました。そのため仕事への支障はまったくありませんでした。担当医のH医師に、「どうして夜10時まで治療を行なっているのですか」と聞いたところ、「仕事をもつ患者さんの立場に立って、夜間診療も行なうようにしたのです。以前は昼間のみの診療だったため、私もがん治療を受けたときは仕事のやりくりが大変でした」とのこと。働いている患者にとっては、非常にありがたい決断をされたと思いました。他の病院でも見習って欲しいと思いますが、働き方改革の問題が大きくクローズアップされているので、そう簡単に実現するものではないのかもしれません。

同時期に通院治療を行なっていて、待合室で知り合いになった４人の方と、治療終了の打ち上げと称して、駅前の居酒屋で飲む機会を持ちました。最初に自己紹介で、Ｍ氏は私と同じ町内の方で、自宅から１５０メートルしか離れていない所に住んでいることが分かり、お互い顔を見合わせました。長かった治療の苦労話をし、今後もときどき会って、情報交換をすることを決めました。

治療後も職場の方々には黙っていましたが、同僚のＫ氏と話す機会があったときに、それとなく話をしました。Ｋ氏も胃がんで2カ月ほど入院したことがあり、今はお礼参りに年に一度、奈良県の大安寺（がん封じのお寺）へ行っていると言われました。「私も早期発見・早期治療のおかげで元気で働くことができて、よかったと思っている」とのことでした。

不安を抱えたままにせず、率直に相談しよう

治療費のことですが、支払った金額より医療保険等から支給された金額のほうが多かったことを、先輩のＮ氏に話したところ、「今後、数年間は定期的に検査を受ける必

要があり、それを考慮するとあまり残らないと思うよ」と言われ、そのときはどういうことか理解できませんでしたが、治療後8年経った今は、よく分かります。

がんと宣告されたときは、誰しもどうしてよいか不安になると思いますが、治療費のことは、健康保険組合や役所の窓口の方に相談すれば、大きな自己負担はなくて済むことが分かりますし、医療保険に入っていれば、なおさら心配することはないと思います。

家族には、医者から言われたことをすべて話せば、きっと理解してくれると思います。職場へは、治療方針が決まってから話をした方がよいと思いますが、身近なところにがん治療の経験者がいますから、その方から体験談を伺うと安心できると思います。

治療方針ですが、私の場合は医者と一致しましたので問題はなかったですが、方針が異なった場合は、セカンドオピニオンを利用して、納得してから治療を始めたほうがよいと思います。

がんを経験してわかったことは、早期発見・早期治療が非常に重要だということです。加えて、治療法を決める前には十分な学習が大切だと思っています。

私の前立腺がん体験記Ⅲ

病気を必要以上に恐れないこと

木下 勝栄

前立腺がん発見時の顚末

がんの経験は、前立腺がんより以前に大腸がんを経験しました。そのときは開腹手術ギリギリ前で、幸いにも拡大内視鏡手術で切除できました。

その2年後、２００７年に前立腺がんが発見され、自分で治療法を選択しなければならなかったこと、その選択いかんによっては病院も選ばなければならないことなど、自分で決定しなければ前へ進まないということを余儀なくされました。

大腸がんの場合は、良いも悪いもとにかく切除することが必須の治療法ですので、自分であれこれ考える必要はありません。

しかし、前立腺がんの場合は、病状レベルによってある程度の治療法は絞られるものの複数の治療法があり、それを選択するためにやらなければならないことは、真っ先に前立腺がんに関する情報を集め、知識を蓄積することでした。

私の治療法の選び方

前立腺がんと確定診断した当日に、各種治療法が記述されたA４判６~７枚のプリントを渡され、この中から選ぶように指示されました。

その情報だけで決められるわけはなく、切り口が違う書籍を２冊読み込むところから始め、インターネットの「がん研」の情報や、信頼できそうな体験記録を読み漁りました。ある日、新聞に「前立腺がん放射線治療フォーラム」（東京大学医学部で開催）があることを知り、ちょうどいい機会と思い参加しました。治療の動向、治療の今後の予測、各種治療法の紹介など、内容の濃いフォーラムでした。

その中で、「日本のがんの代名詞が『胃がん』だったころ、『がん＝胃がん』、『胃がん＝手術』、『がん＝手術』というスキームが、現医療界に残っている」という医師の説明に共感を覚えるとともに、そのころ、放射線治療の最先端にコンピューターでコントロールする「トモセラピー（TomoTherapy）」という機械があることを知りました。当時、トモセラピーが設置されている病院は、関東に一つしかなく、しかも設置されたばかりでした。

したがって、放射線治療技術や治療実績に対する不安がありましたので、セカンドオピニオンを求め、以下の内容が理解できたため、「トモセラピーによる放射線治療」を決断しました。

①放射線治療回数が38回（1回／日）と長期間の通院が必要であるが、当時、勤務先がたまたま病院から割と近くにあったことから、勤務しながら治療ができるメリットを十分活かすことができること。

②トモセラピーによる治療実績がないものの、最先端の技術分野であり、治療の安全性、信頼性が高いことが理解できたこと。

③治療成績は手術と放射線治療では、同程度であること。

④したがって、ＱＯＬ（生活の質）がきわめて高いこと。

がんと宣告されたときの気持ち

前立腺がんを確定するためには、ＰＳＡ値だけで判断できるものではなく、生検が必須とのことで、１泊２日の入院検査を行ないました。今から10年以上前の２００７年のことです。

当時の私の感覚では、がん宣告の場合は、家族がこっそり呼ばれて告知されるものと思っていました。まだそんな時代だったものと思います。

しかし、前立腺がんの場合は、いとも簡単にサラリと本人に告知されました。

そのときは、前立腺がんの知識もありませんでしたので、やはり不安でいっぱいでした。当時の私は「がん＝死」という考えがまだ残っていたからです。

その後、病院から渡されたプリントや、市販本、インターネット上の情報を見ていくうちに、前立腺がんは急速に進行するわけではなく治療開始までの時間的余裕があることと、しっかりした治療法がいくつかあることがわかって、心に余裕ができました。

つまり、前立腺がんはそんなに怖くないという確信が徐々に高まりました。

家族・職場への対応

告知を受けた帰り道、すぐに妻に電話をする気持ちにはなれませんでした。１駅区間程度、ボーっと歩いていたことを覚えています。

気持ちがある程度落ち着いてから電話をしました。多少のことではオタオタしない妻ですので、しっかり受け止めてくれました。話すことでさらに気持ちが落ち着き、子どもたちにはしばらく内緒にする約束をしました。

職場へは、上司にだけ話し、勤務中の通院（放射線治療なので毎日の通院）のお願いをしました。勤務体系がコンサル的な内容のため、自由度があったことが救われました。毎日の外出のため、さすがに社内にも知れ渡り、かえって励ましの応援を得られ、大きなパワーとなりました。

治療費のこと

まだ若かったころ、がんで父親を亡くした経験がありましたので、「がん保険」にだけは入っておりました。そのおかげで、治療費などの心配はしませんでした。

２００７年当時の治療費概算を参考までに掲載しておきます。治療時点で大きく変わると思いますので、あくまで参考値です。

★トモセラピーによる照射回数38回の治療費概算額＝約15万円（3割負担で支払った額）
〈内訳〉 ３５３０円／1回当たり 38回 ＋ 初期検査料などα円
※通院のための交通費は計上していません。

副作用とその解決策

１ 治療中の副作用
治療中の副作用については、次ページの表にまとめましたのでご参照ください。

２ 治療終了後の副作用
①晩発性放射線障害として、治療終了後2年ごろから約1年間程度、血便が時折ありました。医師から「そのうち治る」との話もあり、放置したままで、気がつかない

症状		発症時期 （治療開始後の週）	感想	回復時期 （治療終了後の週）
排尿	頻尿 残尿感	３w〜４w目	想定していた副作用であり、慣れれば「こんなものか」と、特に意識しなくてよい。 ただ、尿意を急に感じるので、長時間電車に乗るような場合は、事前に済ませておく必要がある。 夜間のトイレ起きは、当初１〜回、徐々に２〜３回となったが、頻尿や排尿痛は、「所詮、治る副作用」であるとあきらめる。	３w目に ほぼ回復
	排尿痛	７w目		２w目に ほぼ回復
排便	下痢 軟便	３w目 ６w目	３週後半から、下痢が続き、５週後半に、「過敏性腸症候群」との診断（近所の胃腸科）で薬を飲み始め、６週目後半に、下痢が軟便に変わった。 トモセラピー室で会う同病の方は、この症状はないとのこと（聞いた時点）なので、自分だけの副作用である可能性が高い。 今まで自覚はなかったが、自分の腸は本当は弱い部分があって、放射線照射がトリガーになって、この症状を引き起こしたのかも知れない。	２w目に 急速に回復
	頻便	３w目	想定できた副作用である（７週目に知った）。 午前中だけ２〜３回の発生で、午後は全く問題なかった。 トイレ回数が多いのは、通院のために家から出かける際、途中の便意が怖いため、無理に排便したことがあったのも事実である。	２w目に 急速に回復
	肛門痛	７w目（重い） ８w目（痛い）	下痢・軟便が続いて発生すると、どうしても肛門に負担がかかるものと思う。 鈍痛で半日横になったことがあったが、下痢が続いたせいだと判断できる。 したがって、自分だけに起きた「副々作用」だと、割り切ることができる。	１w目 （治療終了３日目） に回復
尾てい骨下方の火焼け？		６w目	当初ザラザラした感じで気づき、ポツポツとした脹らみも出てきて、ときどき痒みがあるが、日常生活には全く問題なし。（放射線による日焼けで一種の皮膚炎）	３w目に 急速に回復
疲労感		７w目	たとえば、歩き始めのスピードを維持するような歩行につらさを感じ、スピードが落ちてくるとか、朝起きづらくなるなど。　⇒ゆっくりした行動ではまったく問題なし。	３w目に 意識しなくなった
ヘア		８w目	薄くなったことに８w目に気づく。 （痛みも痒みもなく問題なし）	そのうち！

うちに完治していました。

②ＰＳＡ値は治療終了後２年経過までは下がり続けましたが、徐々に上がっていき、７年経過で、がん再発となりました。放射線治療後の再発では、再度放射線治療を行なうことはできず、通常「ホルモン療法」が適用されます。したがって、治療終了後10年経過した２０１７年から、淡々とホルモン治療を受けております。

ホルモン治療の副作用は何もないという人もいらっしゃるようですが、私の場合はホットフラッシュが一番重い副作用です。当初漢方薬を処方されましたが効果は出ず、２０１９年から脳内のセロトニンを調整する薬を処方していただいています。症状は１００％改善されたわけではないものの、ホットフラッシュの発生頻度や程度の重さが、若干軽い状態ですんでいるものと感じています。

再発

前立腺がんは、治療後10年間何事もなければ一つの完治といえるとよく言われます。

私の場合は治療7年目のＭＲＩ検査にて再発を宣告されました。そのときのＰＳＡ値は、１・８３９でした。通常は治療後の最低値より＋2上昇したらＰＳＡ値での再発と診断されるようです。

私の場合は最低値が０・４６３でしたので、＋１・３７６で、再発と診断されたわけです。しかもＰＳＡ値の判断ではなく、ＭＲＩ検査での判断でした。

今、治療後12年目を経過中で、ホルモン治療を実施しております。

ただ、ホルモン治療も一定期間コントロールすることはできても、ある時点で前立腺がんがホルモン耐性を獲得し、がんの勢いを盛り返してくることが分かっています。その場合は、抗がん剤治療となるものと思いますが、先のことを不安に思っていても前へ進みません。前立腺がんの場合はとくに、近い将来に画期的な治療法や薬剤が現れる可能性が高いものと信じております。

治療後すぐに、治療前と何ら変わらない生活ができており、お酒も旅行も運動も、もちろん趣味も十分、エンジョイしています。この本の執筆ができていることも、それを証明しているものと思います。

がんの中で、前立腺がんでむしろよかったと思いますし、必要以上に恐れることはないと感じております。

私の前立腺がん体験記Ⅳ

3回目の針生検で、やっとがんがみつかった

羽渕　淳

トイレが近くなり、検査を受ける

平成15年2月、医師会医療センターで前立腺がん検診のPSA検査を受けました。というのもその前に、私がたびたびトイレに行くのをおかしいと思った知人がPSA検査を進めてくれたからです。

検査の結果、数値が29・9ng/ml（通常4・0ng/ml）と大変高かったので、医療センターから「前立腺がんの疑いがありますから、できるだけ早くかかりつけの病院で再検査を受けてください」と連絡がありました。すぐにかかりつけの病院に行って血液検査をしたところ、数値が27・0ng/mlと高いので、MRI検査を受けましたが、異常ありませんでした。娘もいろいろ調べていたようで、「PET検査もあるよ」と教えてくれました。すぐにその病院でPET検査を受けましたが、異常ありませんでした。

かかりつけの病院で定期的に血液検査を受けていましたが、相変わらず数値は高いままです。いろいろ検査をしてもがんが見つからないため、主治医から針生検をやりたいと話がありました。医師の説明では、針生検とは背中に麻酔を打って、前立腺の組織をとって検査するというものでした。

8カ所から組織を取って調べましたが、それでもがんは見つかりませんでした。

前立腺肥大症の手術後、がんがみつかる

平成21年1月、68歳で退職し、娘たちと遊びに出かけたとき、トイレに行っても尿が全然、出ないんです。腹が張って苦しくなり、娘にかかりつけの病院まで車で送ってもらい、そこですぐに管を入れて尿を抜いてもらいました。翌日の朝方も尿が詰まり、病院へ行くことになりました。

MRI検査で、前立腺がだいぶ肥大していることがわかりました。このままではまた詰まってしまうということで、前立腺内の脂肪を取る手術をすることになり、1週間入院しました。手術では90グラム入りぐらいのビンにいっぱいの脂肪のようなものをとり

ました。

費用は約12万円です。数値は以前より下がり、10・0～17・0ng/mlぐらいで推移していましたが、まだまだ高い方です。６カ月おきに血液検査を続けて様子を見ることになりました。

前立腺の手術後は、尿が詰まることはなくなり、体の方も順調でしたが、落ち着いていた数値が年々上がり始め、平成29年２月の検査では29・0ng/mlと高くなり、MRI検査をすることになりました。結果、がんの疑いがあるということで３回目の針生検をやることになりました。今回は12カ所から組織を取ることになり、生検の後は尿が一時的に出なくなるので、管を付けて病院に一泊することになりました。

検査の結果、がんが見つかったとのことで、今後の治療法は主治医と相談して決めることになりました。それは、手術かホルモン療法のどちらにするか、ということで、私はホルモン療法をお願いしました。

ホルモン療法は薬の服用で更年期障害のような副作用がでるとのこと。また、がんが死滅するわけではないとのことでした。指定された薬を毎朝一錠服用しますが、２～３

カ月もすると体が急にカッと熱くなる症状（ホットフラッシュ）が出始め、男性機能の低下も感じるようになるとのことでした。

ホルモン療法から放射線治療へ

薬を服用して、平成29年5月のPSA値は0・627ng/ml、10月は0・089ng/ml、30年1月で0・04ng/mlになりました。ただ、1年近く副作用でつらい思いをしているので放射線治療に切り替えたいと思い、先生に相談しました。先生にも賛成していただき、セカンドオピニオンを受けることにしました。先生には「私の住んでいる近くにトモセラピーで放射線治療をやっている病院がありますから、そこで治療したい」と自分の考えを伝えました。紹介状を書いていただき、その病院へ行きました。

平成30年5月、そこでCTとMRI検査を受け、6月4日から放射線治療が始まりました。

放射線治療は一日1回、合計38回行なわれ、土曜日と日曜日を除く毎日続いて、約2カ月かかります。この治療は保険がききましたので、治療費は高額療養費を受けて3万円ほどで済みました。その後は３カ月ごとにＰＳＡの数値の推移を観察し、そして６カ月ごとにＭＲＩ検査で他への転移がないか調べています。

放射線治療から１年が過ぎましたが、体調はすこぶる順調です。

私の前立腺がん体験記V

現在、放射線治療を継続中

宮下 静男

まさかのがん宣告

「宮下さん、前立腺がんですね。3カ所がんがあります。手術しますか？ すぐに生命にかかわるわけでないので、どうしますか？」と言う泌尿器科の担当医師の言葉を、私と妻は聞いていました。

妻は20年前に大きな病気で入院。8時間に及ぶ手術を体験しており、3年前には乳がんの全摘手術をして、その2年後には肝臓がんの手術もしていたので、まったく動揺せず、「すぐ死ぬわけじゃないんだから大丈夫よ」と平静でした。が、私は交通事故と5メートルほどの高所から転落して骨折し、整形外科に入院したことがあるくらいで、病気とはまったく縁がなかったので内心、動揺しました。

70歳を過ぎて高血圧の降下剤を服用はしていても、まさか自分ががんになるとは。ガッカリして急に心配し始めました。

私の職場の同僚や友人の中には、前立腺がんで手術した人、現在、放射線治療を受けていて、しかも体調不良を訴える人もおり、今まで「大変だなぁー」と思いつつも、自分とは無関係に思っていましたが、それこそ今、まさにがん宣告を受けるとは考えてもいませんでした。

異変は突然やって来た

私が異変に気づいたのは2年前。尿意をもよおしてもまったく尿が出なくなり、下腹部の膨満と痛みで冷や汗が出て、自分では何もできず、尿が出ないことはこんなに苦しいものかと途方に暮れました。

それは平成29年10月14日（土）、青森県十和田湖に2泊3日の夫婦で旅行中、といってもそれこそ前日まで仕事をしていて、早朝、自宅からマイカーを運転して一路東北自動車道を北上している最中でした。何度もサービスエリアやパーキングエリアに立ち寄り、トイレに駆け込んでも1滴もオシッコが出なく、妻の英断で宮城県の築館インターチェンジで出口に向かい、近くのガソリンスタンドで病院を2軒聞き出して、最寄りの病院に午後4時に駆け込み、泌尿器科の医師が帰る寸前でしたが診察していただくことができました。

「こんな状態で十和田までは無理。放っておいたら死んじゃうところだよ」と言いながら看護師に指示をして、カテーテルで８８０cc搾尿しました。その途端に体が楽になり、精神的に大きな安堵感を味わいました。

「帰宅するか十和田に行くか、どうしますか？」と言われましたが、すでに行程の半分以上を走ってきていたので旅行を続行。医師の判断で尿バッグをし、十和田湖には夜半に到着しました。旅行中はズボンの中に尿バッグを挟み込んだまま行動していました。

旅行を終えて帰宅後、大学病院の泌尿器科で尿バッグを取っていただきましたが、前立腺肥大だけでなく精密な検査をするよう指示されました。

その後も一度に尿が出なくなり、緊急を要する状態になったため、夜10時過ぎに救急車を呼んで同病院に搬送され、６００cc ほど搾尿していただいたこともありました。

そんなことから、平成30年9月に同大学病院の泌尿器科に、針生検のため2泊3日入院。結果として前立腺がんが３カ所発見されたのです。

副作用は甘んじて受け入れる

そのとき、担当医師から手術か、放射線治療か、または他の治療を考えるかの選択を迫られました。

帰宅後、前立腺がんの経験者の方々からアドバイスを受けて、熟慮してもなかなか決断できませんでしたが、今現在、仕事をしていること、生活に一番苦労しないですむことを考慮して、手術より放射線治療を選択しました。医師に伝えると、この病院ではできないとのことで、別の病院を紹介されました。しかし、そこでも専門の医師が不足していて対応ができないとの回答があり、結局、地域のがんセンターに行くことになりました。

平成31年1月より受診して、泌尿器科と放射線科の医師に相談、治療方法の説明を受けて同意しました。放射線治療を受けるためにホルモン療法を開始し、７月に前立腺金マーカー埋め込み（３カ所）の手術を行ない、８月から38回の放射線治療が始まりました。

現在は精神的にも安定はしていますが、ホルモン剤を服用しているため、副作用に悩んでいます。手、脚、腰の筋肉、関節の痛みがつらいです。人によっては発汗や発熱を伴うこともあるそうですが、私の場合、それはありません。

いずれにしても、このつらい副作用は治療をするための道程として、甘んじて受け入れている日々です。

私の前立腺がん体験記Ⅵ

治療後2年目、おおむね順調！

渡部 優一

私が初めての生検を受けたあとに前立腺がんと宣告されたときは、少し驚きました。しかし、担当医が「数値から見て初期なので、心配ない」と言ってくれたので、同席した妻とともに安心しました。仕事は問題なくできましたので、仲間には一切、伝えませんでした。

2回目の生検後に前回より悪性度の数値が上がっていたので、すぐに治療が必要とのことで、手術をすすめられました。ただ、手術は副作用がひどいようだと認識していましたので、ネットで調べて放射線治療法を選びました。

治療後2年目に入りますが、現在の副作用は夜間頻尿（3回）と尿が出にくくなってきていることで、少し困っていますが、それ以外はとくになく、おおむね順調だと思われます。

COLUMN1

セカンドオピニオンとは

担当の医師から診断や治療法の説明を受けたり、治療選択を求められたりしたとき、わからないことや迷うことは誰にでもあると思います。そんなときに利用したいのがセカンドオピニオンです。セカンドオピニオンとは、現在治療を受けている担当医以外の、別の医療機関の医師に「第二の意見」を聞くこと。担当医と同じ意見であっても、セカンドオピニオンを聞くことで、病気や治療への理解がいっそう深まり、患者や家族が納得して治療を受けることができます。たとえば、①担当医の診断について別の医師の話も聞きたい、②担当医から治療選択の説明を受けたが決断できない、③担当医の説明に納得できないことがある、④再発の際、担当医から治療方針を示されたが、ほかに選択肢がないか知りたい、などのときは、セカンドオピニオンの利用を考えてみてはいかがでしょうか。

ただし、セカンドオピニオンを聞くことは、担当医を替えることでも転院することでもありません。セカンドオピニオンを受けたあとは担当医に報告し、さらに意見を聞いて再度、治療法などについて話し合うことが大切です。

第2章
みんなが知りたい前立腺がんQ&A

小野　恒

治療法や治療費、再発の心配について、患者会の仲間が疑問に答える。

Ｑ１　健康診断は定期的に受診していますか？

A

１年に１回、職場での健康診断を受診しています。

市の特定検診を年１回受診しています。

１年に１回、市民対象の特定検診を受診しています。

仕事が忙しく、健康診断はその都度で不定期です。

毎年４月に、受診しています。

毎年、春に職場での健康診断の他に、
胃と大腸の内視鏡検査を受診しています。
また、月に１回、
かかりつけ医に定期的な検診を受けています。

Q2 健康に関して日頃、どんなテレビ・ラジオ番組を見聞きしていますか？

A

テレビ東京「主治医が見つかる診療所」。

ＴＢＳラジオ「生島ヒロシのおはよう定食・一直線」。

テレビ朝日「たけしの家庭の医学」。

とくに決まったのはなく、番組もあふれていて、そのときに目にとまったものを視聴しています。

テレビの健康番組は、時間があれば見ています。

がんと免疫という言葉に、敏感になっています。その言葉が出ると、思わず聞いて（見て）しまいます。とくに、新しい治療法を、探っています。

健康に関するテレビ番組は、よく見ています（とくに、自分が気になるタイトルになっていれば必ず見るようにしています）。

Ｑ３　がんに関しての情報は、どのような媒体から得ていますか？

Ａ

週刊朝日「名医が教える日本人の病気の最新治療」。

市販本、インターネット。

インターネットの病院サイトと書籍・テレビ。

インターネットから。

テレビ、ラジオ、インターネット、口コミなど。

インターネットで調べています。

Q4 胃がん検診・肺がん検診・大腸がん検診・前立腺がん検診のいずれかのがん検診を、定期的に受診していますか？

A

1年に1回、職場の健康診断時に受診しています。

胃がん検診（内視鏡検査）を年1回受診しています（ピロリ除菌を3回受けて除菌できなかったため、内視鏡検査を受けることとしました）。

市民対象の特定検診をベースにしています。

前立腺がんの定期検診は、半年毎に病院で受けています。

受診していません。その代わり毎年、がん細胞が体内にあるかどうかの検査を実施しています。

前立腺がん検診は、放射線治療を受けた病院で、6カ月に1回の血液検査と、年に1回のMRIの検査を受けています。

Ｑ５ がん検診結果で要治療・要精密検査との判定が出たとき、すぐ病院に行きましたか。また、病院はどのように決めましたか？

A

どんなに仕事が忙しくても、２カ月以内には行くようにしていました。

いつも行っている病院で、どこが良いか、聞いて決めました。

近所のクリニックでＰＳＡ検査を定期的に受診していて、値がギリギリの上昇まで待って、最終的に医師の指示と紹介により、大きな病院を受診しました。

健康診断での医師の指示の状況によります。会社に勤めていたときは、健康診断で再検査の指示があると、人事から再検査を受けたかどうか確認があり、なかなかしないと所属部署の上司から督促するようになっていました。

近所の泌尿器科の先生に、治療実績が多い病院を紹介していただきました。

要精密検査通知を見て、ウソだろう、検体を間違えたのではないかと思い、２週間程度、放っておきました。

健康診断の血液検査でＰＳＡの値が4を超えて再検査となり、すぐに病院に行きました。

近くの市民病院へ行きました（とりあえず近くの大きな病院を選択しました）。

Q6 検診結果を聞くときは、1人で聞きましたか？

A

医者からの最初の話は、いつも1人で聞きました。

検査結果を聞くときも、その後の受診や検査は、いつも1人です。

最初は1人で聞いています。その後、状況によって妻が同席します。

1人で聞きました。

はい、1人で聞きました。

血液検査で経過観察を行なっているときや、途中で実施したMRI、PETCT検査などの結果を聞くときは、1人で行きました。

生検の結果を聞くときは、妻と一緒に行きました。

Q7 がんの疑いがあると言われたときは、どのような気持ちでしたか？

A

医者から必ず治ると言われましたが、想定外でしたので少し落ち込みました。

がんの疑いがあると言われたときは、自分のこととは信じがたく、生検を受けるときでさえ、どこ吹く風の気分でしたが、がんを確定診断されたときは、たかをくくっていただけに、落ち込みようは凄かったと記憶しています。

父が晩年にがんが見つかり、自分もがんにかかるリスクがあるだろうと思っていましたので、ショックはほとんどありませんでした。

少し驚きました。

まさに「が〜ん」となり、音が遠くから聞こえるような気がしました。なんで、自分が？

血液（ＰＳＡ）検査（3カ月に1回のペース）とＭＲＩ検査などによる経過観察の期間が3年間と長く、まさか、急にがんの疑いがあると言われるとは思ってもいなかったので、頭の中が真っ白になりました。

そして、治療法として摘出手術、放射線治療、最新治療法があることを簡単に説明されただけで、1週間後の検診日までに自分で決めるように言われ混乱してしまいました。これが3年間も診てもらっていた泌尿器科の先生から受ける説明かと、憤りを覚えました。

利用した場合、どのようにして探しましたか？

A

医者から治療法は、自分で判断しなさいと言われたので、セカンドオピニオンを利用することは、考えませんでした。

がんを確定診断した医師は手術が得意で手術を勧められましたが、治療法を自分で決定するために前立腺がんに関する書籍はもちろん、元々放射線に興味があったので放射線治療に関する書籍、インターネット上の前立腺がんに関する情報・治療方法（がん研や各病院の公式ＨＰ）、治療日記などの実体験記などを読んで、知識を蓄積しておりました。それでも自分ではなかなか決定できなかったため、セカンドオピニオンを利用しました。

たまたま都内で「前立腺がん放射線治療研究会」という講演を見つけて聞きに行き、ＩＭＲＴ（強度変調放射線治療）の手間隙かかる部分をコンピュータ化した、トモセラピーという治療機があることを知りました。

Q8 セカンドオピニオンを利用しましたか。

そこで、その機械を設置してある病院に
セカンドオピニオンを求めたわけです。

利用しました。お金がかかったとしても
セカンドオピニオンは、したほうが良いと思います。

利用しませんでした。

いいえ。

3年かかっていた先生の治療法の説明に疑問を持ったので、
すぐにインターネットで泌尿器科専門の病院を探しました。
そこでは、摘出手術を勧められ、
さらにその病院から
実績のあるがんセンターを紹介されました。

理由は何ですか？

A 手術に対する不安感があったので、放射線治療法を選択しました。

放射線治療を選んだ理由は下記の点です。①手術は怖いし、痛い、②ＱＯＬ（生活の質）を考慮すると放射線治療がベター、③治療成績が手術と放射線治療とで、同程度である、④生き方というか性格的に合う。

根治の度合い、後遺症のこと、治療期間、入院か通院かなど、家族や会社のことを考え合わせて、放射線治療にしました。セカンドオピニオンのアドバイスがとても役に立ちました。

手術は嫌だったので、自分に合った治療法を探しました。

泌尿器科の主治医が、「手術と放射線治療の2種類がある。どちらも生存率は同程度。放射線治療を選ぶならば、紹介状を書く」と言ってくれたことで、少し、放射線治療に心が動いたし、主治医は放射線治療を推奨していると思われたからです。

Q9 治療法を決めた

仕事を続けながらできる治療法と言われ、そうしたい気持ちと、切ってしまえば、さっぱりすると迷いましたが、生検で病院に2泊した印象が悪く、なるべく入院したくなかったからです。

自分の体から臓器を摘出するのに抵抗があった（摘出しないで治療できる方法があるのであれば、それを選択したかった）。

放射線治療の後、再発した場合には手術は困難で、手術の後で再発した場合は、放射線治療が可能である。ロボット（ダビンチ）による手術を受けることができるので安全だと、セカンドオピニオンと、セカンドオピニオンから紹介を受けた医師からも説明を受け、ともに手術を勧められたが、それでも抵抗があった。それで、放射線治療の中でもインターネットで調べたトモセラピーの治療を受けたいと、強く思いました。今では、トモセラピーの治療ができる病院はたくさんあるようですが、5年前は限られていました。放射線治療のほかにも、小線源治療、粒子線治療、HIFUなど、たくさん調べました。

Q 10 治療費に関して何を心配しましたか？

A

健康保険とがん保険で何とかなると思っていましたので、何も心配しませんでした。

がん保険からのフォローがあるので、とくに心配しませんでした。

医療費補助、生命保険とがん保険がありますので、まったく心配しませんでした。

がん保険に入っていたので、心配はしませんでした。

大雑把に計算したら、手術で入院した場合、手術費用に加え、入院費用がかかることが分かりました。しかも、入院してしまうと、収入が途絶えてしまいます。通って夜間に治療が受けられる病院があることがわかったので、放射線治療を選択しました。

健康保険とがん保険（高度先進医療特約付き）で何とかなると思っていましたので、とくに心配しませんでした。

Q 11 家族に診断結果をどのように伝えましたか？

A

妻には、医者が治る病気だと言っていたと、努めて明るく話しました。

当初の診断結果は妻だけに話しました。子どもたちには、治療を開始して落ち着いてから話そうということにしました。

普通にありのまま話しました。

妻と一緒に聞きました。

がんにかかったようだ、と伝えました。

診断結果を聞くときは、妻も一緒に聞いていました。娘たちにもその日のうちに話しました。

Q 12 家族の反応は、どうでしたか？

A

妻や子どもには、早期発見で良かったねと言われました。

妻は、表向きは平然としていました。

自分が納得する治療をキッチリやればいいんじゃない、と言っていました。

妻は驚くことなく淡々として見えました。子どもには、治療が終わり、しばらくしてから話をしたところ、早く話してくれればよかったのにと言われました。

初期で良かったね、との反応でした。

「ふ〜ん」で、終わってしまった。

私よりも妻が必死になって、インターネットで情報を調べて教えてくれ、非常に助かりました（感謝しています）。

Q 13　職場に診断結果をどのように伝えましたか？

A

職場の方には、誰にも話をしませんでした。

上司にだけ話しておりましたが、勤務中に抜け出して治療を受けていましたので、自然と皆さんに分かってしまいました。

治療方針が決まってから、人事責任者に勤務の上で想定されることも含めてすべて話しました。

仕事仲間に一切、言っておりません。

伝えていません。

他の職場に転勤する時期と重なったこともあり、誰にも話をしていません。

Q 14　職場の反応はどうでしたか？

A

放射線治療は、仕事を終えた19時40分に受けることができたので、すべての治療が完了してから話をしました。全然分からなかったと、驚かれました。

皆さんが応援してくれました。それは自分にとって力強いパワーになりました。

こちらが思っている以上に、心配と気を使ってもらったように感じています。

転勤先の新しい職場では、仕事を終え（17時30分終業）、約2カ月間、病院まで1時間半を通院し、帰宅は21時ごろでした。その間、一度だけ出張と重なり、治療日を変更してもらいましたが、仕事には一切迷惑をかけずに、治療を続けることができました。

Q 15　PSAの数値は、最初と診療後ではどう変化しましたか？

A

最初のＰＳＡ値は４・８で、治療後は０・９前後です。

ＰＳＡ値の治療開始時は10・６で、治療後３週間目で８・５９７、治療後２年経過してようやく最低値の０・４６３でした。

治療前が９・９で治療後０・８前後を推移しています。

最初のＰＳＡ値は２・０で、治療後は０・００２前後です。

最初のＰＳＡ値は９・５で、治療後は０・２７４前後です。

２０１２年４月（59歳）の健康診断でＰＳＡ値が４・８となり、その後３カ月ごとに血液検査を受けていました。14年10月までにＰＳＡ値は５から６を上下し、その間、ＭＲＩやＰＥＴＣＴ検査を受けましたが、異常なしと診断されました。15年４月にＰＳＡ値が10を示し、急激に上昇したのでＭＲＩＭと生検を行なうことになり、その結果、前立腺がんと診断されました。15年４月に、ホルモン治療を始めたときのＰＳＡ値は14・４、放射線治療が始まった15年９月に０・04となり、放射線治療が終了したときは０・02となっていました。その後、ホルモン治療が終わった17年３月（ホルモン治療は２年間）まで０・００１が続いていました。19年６月（ホルモン治療後２年３カ月経過）まで、ＰＳＡ値は０・21となっています（とりあえず安定している）。

Q16 がん相談支援センターに問い合わせたことはありますか？

A

存在を知らなかったので、問い合わせたことはなかったです。

治療した病院にトモセラピーが設置されたばかりの年でしたので、その機械がどういう働きのものか、治療成績はどのくらいなのか、技師の初めての機械に対する研修はどうしているのかなどの問い合わせを行ない、信用できると判断し、すぐセカンドオピニオンを求めました。

しませんでした。

ありません。

病院を決める際に、数件の病院に問い合わせをしました。

問い合わせたことはありません（そのような支援センターがあることを知らなかった）。

Q 17　患者会の情報を、調べたことはありますか？

A

患者会の情報も知らなかったので、調べませんでした。

治療方法をインターネットで検索したとき、患者さんの体験記を見ましたが、中には「？・」な情報もあり、結果的には参考にしませんでした。

前立腺がん患者会は、ネットで知りました。

ＨＰを見て存在は知っていましたが、治療が終わったときも、とくに案内はなかったです。治療最終回に入会案内を配布したほうが良いと思います。

私が入会したきっかけは、治療終了後に開催された医師のセミナーに参加し、その受付で患者の会のお誘いをいただいたからです。

インターネットで治療法を調べているときは、「腺友ネット」（放射線治療を受けた病院のホームページに掲載されていた患者の会）や掲示板などでいろいろ調べていました。

Q 18　治療後の再発体験者は、再発の宣告を受けたとき、どのような気持ちでしたか？

A

手術と放射線治療は治療成績が同程度であることから、ＱＯＬが高い放射線治療を選びましたが、ＰＳＡ値が最低となった治療2年後から、検査の度に微妙に上がる一方で、下がることはありませんでした。そのため再発のことは常に頭にありましたので、宣告を受けたときは、「やっぱり来たかぁ」という思いでした。再発は、手術でも放射線治療でも発生率はそれほどの違いはないと思います。

再発はしていませんが、放射線治療＋ホルモン治療後、2年経過しました。再発した場合はどのような治療方法で対処できるのか、どのような治療が効果的なのか、最新治療の情報がないのが不安です。放射線治療を受けた場合は、摘出手術が困難であること、またホルモン治療を併用していたので、2度目はどの程度効果があるのか不明であることも不安を助長させます。治療後の副作用においても、多くの人が体験している下血、頻尿、排尿困難などを経験しましたが、なんとか薬で対処でき、患者の会で意見交換するときに話を聞く方の症状に比べると良いほうだと思える状態で過ごせています。ただし、これら副作用の症状は急に悪化することもあるので不安を払拭することができません。現在は6か月に1回の血液検査を受けていますが、検査結果を聞くときが一番怖いときです。

Q 19　再発後の対応は、どのようなことをしましたか？

A

放射線治療後の再発では、再度放射線治療を行なうことはできず、
通常「ホルモン療法」が適用されます。
したがって、淡々とホルモン治療を受けております。
ただ、ホルモン治療も一定期間コントロールすることはできても、
ある時点で前立腺がんがホルモン耐性を獲得し、
がんの勢いを盛り返してくることが分かっています。
その場合は、抗がん剤治療となるものと思います。
先のことを不安に思っていても前へ進みません。
前立腺がんの場合はとくに、近い将来に画期的な治療法や
薬剤が現れる可能性が高いものと信じております。

再発したときにどのような治療が最適なのか、
親身になって相談に乗ってもらえる先生がいることを、
願っています。

第3章

家族、仕事、お金、治療の悩みをじっくり語ろう！

座談会出席者：
伊佐和巳、小野　恒、木下勝栄、津川典久、羽渕　淳

気心の知れた
患者会幹事5人による、本音の座談会。

「前立腺がんにかかった」と家族に話したときの気持ちと、そのときの家族の反応は？

小野　みなさん、本日はお忙しいところをお集まりいただき、ありがとうございます。これから聞きにくいことも含めて、いろいろとお話を伺いたいと思います。

　最初にお聞きしたいのは、前立腺がんにかかったことをご家族に知らせるとき、どんな気持ちでしたか。また、ご家族の反応はどうだったでしょうか。ざっくばらんにお話しください。

　私の場合は、そんなに深刻な顔をしなくて、そうかなという感じで「まだ早期だよ」と言うと、「早期でよかったね」という感じでした。

木下　私はすぐには、話せなかったです。医者に聞いて病院の帰り道に、一駅ぐらいぶらぶら歩いて気持ちが落ち着いてから妻に電話をしましたが、まあ、そんなにおたおたしなかったですね。私よりも全然落ち着いていて、しっかり受け止めてくれた感じですかね。

ただ、子どもたちには、すぐには話さないでまだ内緒にしておこうよという話だけ二人で決めて、妻もそんなに心配していなかったような気がします。

羽渕　私の場合は、すぐに前立腺がんになったということじゃなくて、ただ検査をしましたら数値が高かったということで、そのままいろいろ検査をしたぐらいで。いろいろ検査をしましたが、がんは見つからなかったということで。しばらくは、検査だけだったですけれどもね。

小野　で、検査だけで、見つかったときは何年ぐらいたっておられたのですか。

羽渕　見つかったのは、12年ぐらいしてからです。

小野　12年ぐらいしてからということは、毎年ＰＳＡ検査はされていたのですか。

羽渕　はい、病院で3か月に1回、やっていました。

小野　12年間ＰＳＡの値は4以下でしたか？

羽渕　いえ、高かったです。12〜13ありました。

小野　12〜13だったのに生検をやりなさいと、言われていなかったですか。

羽渕　生検もやりました。

小野　生検やっても見つからなかったですか。

羽渕　そうです。最初は８カ所から取りましたけれども、がんはなかったです。

小野　12年間ね。

羽渕　その間に生検を、４回やりました。それで４回目で、数値が20いくつぐらいになりましたので、もう一回、針生検をやろうということでやったところ見つかりました。それから、ホルモン療法の薬を出していただいて、ホルモン療法をやりました。

小野　見つかったときに、奥さんとか子どもさんの反応はどうでしたか。

羽渕　そうですね。そんなに心配しているような態度はなかったようですね。

小野　話はできましたか。

羽渕　話はすぐしました。前立腺がんで、手術をしなければならないかもわからないと。それより、前立腺がんの疑いがあると言われたときのほうが驚いて、子どもたちが今すぐ検査できるところを探さなくてはと、いろいろ探してくれました。

小野　子どもたちがインターネットとかで探してくれたのですか。

羽渕　そうです。

津川　私のほうは健康診断でＰＳＡが高いということで、がんの疑いがあるということを家族に伝えましたが、「ふうん」で終わってしまった。しかたがないので、病院に行って生検やＭＲＩを受けてがんだというのがわかったのですが、それについてもとくに反応はなく、結局、よくあるパターンでご家族が一緒に病院に行って「何と、がんだ！」ということはまったくないです。いつも単独行動です。

小野　奥さんと子どもさんはどういう反応でしたか？

津川　がんのことは伝えましたが、とくにそのことについては反応はなかったですね。

小野　「前立腺がん」ということだったからでしょうか。

津川　いやそれはなくて、がんそのものについて関心がなかったのではないでしょうか。自分も罹患する前は、がんについて無関心だったので。

小野　いわゆるがんにかかると症状が出て、やせ細るというイメージがありますね。

津川　前立腺がんの場合は、いわゆる見た目健康体じゃないですか。ＰＳＡの値だけで見つかる可能性があるがんだから、だれもわからない。それこそ本人もわからないですから。

ただ、今思えば前立腺がんに罹患していたのではなかったか、と思われる兆候はあったようです。歳をとるとおしっこの出が悪くなるということが加齢に伴う現象だと、ずーっと思っていました。それががんの前兆だった可能性があったわけですね。治療してしまったらおしっこがよく出るようになったので。

羽渕　私は、よく行きましたね。1時間に1回。夜はそんなに行きませんでした。今は、ずいぶん少なくなりました。これが前立腺に問題があったのだから、PSA検査を受けたほうがいいですね。私の場合、親戚に看護師さんがいて、その方と一緒に旅行に行ったとき、これは調べたほうがいいですよと、進言されましてね。

伊佐　私の妻は日ごろから、「がんは2人に1人ががかかる時代だから、がん検診で早期発見を」と言っていたせいか　生検結果でがんが見つかったことを話しましたら「そう。それでどうするの?」って、動揺することもなく平静でした。重篤なことではなかったので、子どもたちも独立したりして、同居していませんでしたのであえて話しませんでした。

職場にはどのように報告し、その後の職場の対応はどうだった？

小野　職場でのがんの告白は、ためらうことなくできましたか。また、告白したあと、職場で理解を得ることはできましたか。

私の場合、８年前ですが、話す雰囲気ではなかったです。職場を変わったばかりで、言って心配かけて支障が出て、仕事ができなくなるのではという心配があったので、まず言いませんでした。

とりあえず本当に支障が出て休まなければならないようだったら言おうかと思って、しばらく黙っていて、治療がすべて終わってから、仲のよい同僚を居酒屋に誘って、実はがん治療が終わったところですと言ったら、彼も経験があると言われました。胃がんだったそうです。

彼は「入院したので言いましたが、最初はなかなか言える雰囲気ではなかったです」と言っていました。年齢的な問題もありますよね、仕事を辞めてもいいよと（言われそうで）。私はそのときは62歳で、定年で別の職場から移って来たばかりでしたので、ためらって言えませんでした。

木下　私は、定年退職をして、家でぶらぶらしていましたら、元会社の子会社の社長から声がかかって、ちょっと手伝ってくれないかと依頼があったのですが、通勤がすごく遠いため、いったんはお断りしました。しかし、朝から晩まででなくてもいいし、時間は適当なときに来てもらってもいいので手伝って欲しいと頼まれ、働くことにしました。

　働きだしてからがんが発見され、その職場から治療に通える病院がバスで行ける距離にあったことは非常にラッキーだと思いました。

　職場から通院できるということは、職場には言わなきゃしようがないと思いました。自分自身は言いたくなかったですけど、上司（社長）だけに、「ちょっと抜けたりします、社員には黙っていてください」と言いました。バスで行ってバスで帰って来るとか、あるいはバスで行って治療を受けてそのまま帰るとか、ある程度、フリーにやっていたのです。

小野　勤務時間中にですか。

木下　勤務時間中に、治療ができたということなのです。

小野　私の場合は、幸い夜の治療で、毎晩午後7時40分に来ていましたので、一切仕事に支障がありませんでした。仕事が終わってからの治療でしたので、黙っていてもよかったということです。

木下　そんなわけで、「ちょっと出かけて来るわ」と言っては、平日は月曜日から金曜日まで毎日出かけると、自然と何しているのだろうという話になって、知れ渡ったといいますか、何となくわかられたようです。「ちょっと病院に行ってくる」といった一言が、だんだんわかってくれて、わかったら結構みんな応援してくれて、行ってらっしゃい、気をつけてという感じでした。もともと、コンサルタント的な立場でしたので、そう言ってくれたのだと思います。時間にしばられないメリットを、十分生かせた治療だったかなと思いました。職場に関しては、そう困ったということはなかったですね。言いにくいとかいうことはなかったです。

羽渕　最初にわかったのは、平成15年の2月でした。そのころは会社におりましたので、前立腺がんかもしれないという話を、直接社長に言いました。治療することがあるかもしれませんが、そのときは休ませてくださいという話をしたと思います。

小野　それは、ためらうことなく言えましたか。

羽渕　そうですね。検査はその後、４月と11月に行ないましたが、とくに問題なく、結局、前立腺がんだとわかったときには、平成21年でして、そのときは会社を退職していました。

小野　がんでなかったら継続していたということですか。

羽渕　いいえ、歳で辞めました。そのときが68歳だったので辞めさせていただきました。その後に検査をしてがんだったことがわかりまして、治療に入ったのです。

小野　治療は、お仕事をお辞めになった後だったのですね。

羽渕　はい。治療といっても、前立腺の内側の脂肪をとったというだけでした。それで４日ぐらい入院したのです。

小野　前立腺の脂肪をとったあとに放射線治療を行なったのですか。

羽渕　そうです。組織をとりまして、これはがんだよと言われまして、ホルモン療法を行なっていこうということになりました。

小野　脂肪をとるときは、がんではなかったのですか。

羽渕　がんではなくて、肥大だからです。尿道が圧迫されているから中の脂肪をとって、前立腺を縮めようということで行なった治療でした。そのときに組織をとったらがんとわかりました。

小野　前立腺肥大でもＰＳＡが上がるといわれていますが、そのことだったのですね。

羽渕　それから治療を始めたわけなのです。

津川　よく、ＰＳＡが上昇すると、前立腺肥大か前立腺がんといわれていますが、肥大の場合はがんではないと思っていました。同時に両方もあるのですね。誤解していました。

木下　私も、聞いたことがあります。

津川　そういうことであれば、前立腺肥大の方も、がんの可能性があるわけだから気をつけなければいけないと思います。

　私はまさに、仕事をやっている最中でした。結局、会社には言っていません。仕事時間が朝の８時から夜の８時までです。もし手術になれば、会社を完全に休まなければならなくなります。パートタイマーなので、その間、まったく収入がなくなるわけで、手術のあとは入院しなくてはならないわけで、何だかんだと1カ月ぐらいは、会社を休まなければならない。シフトの穴があいてしまうし、戻れるかどうかもわかりません。それで、仕事を続けながらできる方法はないかと考え、放射線治療をやってもらえる病院をいくつか問い合わせたのです。

ほとんどの大学病院は夜やっていない。たまたま主治医が夜に放射線治療をやってくれる病院を知っていたので、調べたら、夜22時までやっていまして、これがすごく助かりまして、結局、20時に仕事を終わって渋谷を出て、最寄の駅から走るようにして、受付終了時刻より15分過ぎてから滑り込みました。病院には、必ず来ますからと伝えて、毎日遅刻です。21時半から22時の間で治療をしていただきました。治療順番はその日の最後の治療者として入れてありました。会社に知られなくてもできた例です。

治療の後半には会社に「実は……」と言ってしゃべっていますが、とくに配慮はありませんでした。

仕事を継続できるか、不安はなかった？

小野　このまま仕事を継続していけると思いましたか。今、この心配が大きな問題になっているようです。会社をクビにならないか、とか。それで、実際に病院に行くのをためらうとかね。それでがんがどんどん悪化していってしまうということが起きています。仕事の継続という問題は、やはり大きいと思います。

私も、それがありました。だから、なるべく言わないほうがいいのかなと思って、ちゃんと治療が終わってから言おうと思っていました。それは、実際、難しいところであると思います。要は会社の上司や今までいた人の事例があればいいんだけれど、そういうケースはなかなか少ないですよね。前立腺がんの場合、見た感じは極端に痩せることもないので、見掛けは全然わかりません。言わなくてはならなければ言って、言わなくて済むならば言わなくてもいいのではないかと思いました。それで、私は言わずにいました。逆に前立腺がんだったのでよかったのではないかという気がします。ほかのがんだったら、見た感じでわかるから。

木下　結局は、皆に知れ渡って、38回の治療を終えたら、よく頑張りましたって。その後も仕事を継続しました。しばらくしてそのプロジェクトが終了しましたので仕事を辞めました。もともと、契約でそのプロジェクトに対応してきましたので、契約終了でした。仕事をしながら治療ができました。仕事の拘束時間が決まってなくてよかったと思っています。

津川　もし、がんでなければ次のプロジェクトの声がかかっていましたか。

木下　その仕事もどうしてもということで引き受けたので、それはないでしょう。

小野　がんになったことで、本人の意図ではなく勝手に思いやって大変そうだからと、閑職に移動させられる会社が多いような気がします。

羽渕　私は会社を退職していましたので、問題はとくにありませんでした。

津川　会社には言っていなかったので、私もとくに何もありません。実際に、がん治療が終わったあとも、まったく同じように仕事ができています。定期的な検査のときは、シフト申請で普通に休みをとっています。

伊佐　私はためらうことはまったくなく、人事責任者にがんが見つかったことを先に話して、治療方針が決まってから、がんの状態や勤務への支障などを詳しく話しました。幸い治療した病院が通勤途中にありましたので、朝、病院に行き、治療してから出社していました。量は控えていましたが、毎晩のようにつき合いでお酒も飲んでいました。

治療費のことや、仕事や収入を失うかもしれない、という心配は？

小野　治療費用の心配はどうでしたか。また、仕事ができなくなって収入を失ってしまうのでは、という心配はありませんでしたか。

私はがん保険や疾病保険に入っていたので心配はなかったです。調べてみたら一時的な立て替えはありましたが、後日、余分に補填できました。前立腺がんの場合、仕事ができなくなる心配はとくにないです。

木下　私ががんとわかったのは町医者のクリニックでした。2007年のころは、がんイコール死ぬ、といわれた時代だったので、かなりショックでした。父も胃がんで死んでいました。怖かったですね。そんなことがあったので、がん保険に入っていましたので、お金的にはそんなに心配していませんでした。病気そのものがショックでした。いろいろ調べていたら、前立腺がんは大したことではなく、保険の一時金で１００万円もらえることもあって、そんなに心配しなくてもよさそうでした。高額医療費についても、ある日、市役所から書類が届き、印鑑を押して送り返し、後日、いくらか返金がありました。

羽渕　私は保険に入っていなかったです。ホルモン療法をやっていて、がんが消えるわけではなく、ただおとなしくさせているだけと聞いて、放射線で死滅させた方がよく思えました。高額医療費が戻ってくることを知っていましたから心配していませんでした。

津川　パートタイマーできつきつの生活をしているので、費用の捻出が大変でした。手術を選択すると、治療やその後で、仕事ができなくなる日ができますので、それは困るわけです。手術にお金がかかり、その後の入院でもお金がかかるイメージがありました。放射線治療は、３割負担で１回１万円程度。これを38回行ない、38万円。高額医療については、後で知って、それだったら治療開始を月初めからにすればよかったなと、悔しい思いをしました。しかも、無知なのは、医療費がかかるからと、無理して仕事の時間数を増やしてもらったため、高額医療費のランクが1段階上がってしまいました。これも、ダブルパンチです。

当時、知らなかったので、調べようもなく、悲しい思いをしました。保険は一般の保険会社のものを解約していたので、県民共済に加入して月に5000円だけ支払っていました。13万円ぐらい支給されました。保険は支払いのほうが多かったです。

小野　私は、支払いと同額くらいですね。

木下　私は1日3500円ぐらいを治療費に支払っていました。当時は治療器を設置したばかりでしたので、ある意味、実験としてでしょうか、検査を含め、15万円ぐらいだったですか。12年前でした。

津川　この間の患者交流会で、病院が放射線治療を開始してから3カ月目の方から下血が続いていると、副作用のグループ報告がありました。ところが、3年たったら、そのような副作用もぴたりと止まったとのこと。新規の機械を導入するにあたり、医師や技師は技術を磨く時間が必要だったのではないかと思います。医学の進歩に貢献されたのですね。

伊佐　私は生命保険とがん保険がありましたし、高額医療費制度の適用もできましたので問題はありませんでした。保険に加入するときはあまり気に留めていませんでしたし、説明もなかったと思いますが、手術と放射線治療を比較すると、手術のほうが有利なように思います。そもそも日本の治療は手術が主流だからでしょうか。

治療方法を決断した決め手は？

小野　治療方法を選択するときの決め手はどんなことですか。

私の場合は、手術に対しての違和感があり、なるべく手術しない方法でやりたいと考えていました。62歳のときなので、経過観察でもいいと言われました。患者同士の話を聞いていると、かなり年輩の方が「ホルモン療法をやっているよ、いいですよ」と言っていました。ホルモンもいいかなと、少し心が動きました。

手術か放射線ですが、切りたくはなかったので先生に相談したところ、先生も放射線のほうがいいと思うとのことでした。病院の放射線科の先生が売り込みに来ていたようで、「実は夜間も治療をやっているから仕事をしながらでもできる。実績もあるので行ったら」と言われました。自分が調べた結果と担当医の考えが一致して、じゃあお願いしますということで紹介状を書いてもらいました。セカンドオピニオンなしで決めました。決め手は、自分が手術をしたくなかったからです。


木下　泌尿器科の担当医は（手術で）腕が立つので、告知を受けたとき、すぐ手術を勧められました。手術に自信があることを言われて、かえって違和感を感じて、ちょっと待ってくださいと、1～2週間待ってくださいと伝えました。

そうしたら、プリントを渡してくれ、治療方法は自分で考えて自分で選んでくださいと言われました。自分で治療法を選ぶ時代なのだと思いました。

自分の頭では、家族が呼ばれて、「旦那さんはがんです」なんていう時代だったような気がするのですがね。そうこうして、いろいろ調べ始めたのですね。そしたらたまたま東大病院でフォーラムがあると新聞記事を見て出席してみました。手術も放射線もホルモン治療もいろいろあるよというフォーラムでした。

その中で、放射線治療があり、そのとき主流だった３Ｄ（スリーディー）方式、３方向から放射線を照射するのが最先端だったのですが、もっとすごい放射線治療がある。強度変調放射線治療（ＩＭＲＴ）を使用した治療法で、３６０度方向から連続的に腫瘍を照射することにより、従来の放射線治療より、よりがんの形状に合わせた照射が可能になる装置だそうです。ちょっと話を聞いてみようかなと(その機械がある)病院に行ってみました。

メスを当てたことは経験がなかったし、怖かったということと、その病院ならば勤め先から近いし、仕事しながらできそうと思いました。

羽渕　私の場合は、手術をされた方の体験や著名な俳優さんや新聞に載っている記事から、手術をしたら大変だなと思っていました。だから私は放射線治療にしようと決めました。

津川　手術か放射線かの選択について、主治医は泌尿器科の医師なのですが、最初から、標準治療方法の説明をしてくれました。しかも、以前いた病院は放射線治療で実績がある病院だし、いい先生がいるから放射線治療を選択するならば紹介状を書くよと言ってくれました。そのころ、がんであるとの診断で頭が白くなっていたときだったので、即答は避け、帰宅しました。

費用面、仕事の休みの件、体に与えるダメージの件などを調べました。手術については切るということで入院になりますが、生検の際に入院したときの印象が悪かったことと、6人部屋で、しかも重篤な病気の高齢者ばかりで、自分一人ががんではあるが元気だったという違和感があり、長期入院したら気が滅入ってしまう気がしましたので、手術には消極的になっていました。

放射線治療ができる病院を調べていると、夜やってくれるところがあり、多少、通勤経路から遠いですが、通えないことはない、しかも費用も安いしという結論で、最新の機械が入っているとは知らず決断しました。

伊佐　生検をした病院の担当医からは簡単な治療法のペーパーを渡され、あとは「インターネットで調べて自分で決めてください」と。これには不信感を抱きました。そして紹介された病院では、手術ありきの説明に違和感を感じ、セカンドオピニオンによるアドバイスで放射線治療に決めました。

決めた治療法に後悔はない？

小野　決めた治療法は正解でしたか。私はよかったと思います。治療後２、３年間は、下血が少しありました。最近はないと思っていましたが、大腸がん検査で検便検査をしたときに、１回目に引っかかり、２回目にまた引っかかり、３回目で何ともないこととなりました。思えば、下血だったのかもしれません。その後も定期検診で常に確認していますす。そんなに心配していません。放射線治療後、８年になりますが、結果はまあよかったと思います。

津川　交流会でも、同じように下血の方がいらっしゃって、心配な方は、大腸がん検査をしてもらって、それで安心したと言っていました。

木下　前立腺がんの前に大腸がんをやっているので、定期的に検査をしているのですが、前立腺がんをやって2年ぐらいで下血が始まり、1年ぐらいで止まったのですが、ちょうどその期間に内視鏡検査をすることになって、内視鏡で直腸だと思うのですが見てもらうと、赤く充血していたようです。皮が薄くなっていたようです。放射線でよかったと思いますが、再発してしまいました。

羽渕　私もよかったと思います。近所だったことと、38回通い、1回の治療も10分ぐらいで終わりますから。

津川　よかったと思います。

伊佐　よかったと思います。治療中は治療時間がいつも同じではなく、タイミングがずれると膀胱に尿を溜めることや、便秘気味で少しいやな思いをしましたが、幸い今のところ下血もなく、トイレのサイクルも慣れました。治療後、手術をしてご苦労されておられる方や、発見が遅れ転移してしまった方の話を聞くとなおさらよかったと思います。

治療中、とくに困ったことは？

小野　治療中に困ったことはありませんでしたか。私は尿を溜めて、ガスを抜くということが簡単にはできませんでした。ガスを抜くとき、尿も一緒に出てしまうので、38回中5〜6回は、もう一度水を飲んで尿が溜まってから治療をしたことがありました。

木下　とくに困ったことはありませんでした。遠方だったから通院が遠かったことぐらいです。

羽渕　おなかが張ります。治療中に担当医に相談したことがありますが、治療とは関係ないと言われました。それが今でも続いています。

小野　交流会では、おならがよく出るという話がありましたが、これも副作用の一種でしょうね。

津川　やはり、尿を溜めることと、便とガスを出しておくという調整が大変でした。最初のＭＲＩ検査の際、そのような指示だったのですが、自分は尿を溜めているつもりだったのですが、実は足らなかったようで、しばらく水分を補給しながら尿が溜まるのを待ってから検査をし直したことがありました。かなり溜めないといけないかと思いました。治療が始まってからは、毎日16時に排便し、そこから尿を溜め出すことにしました。夏だったのでそんなに苦しいことはなく、このパターンで治療中は何とか対処できました。治療が始まって2～3週間経ったころ、体がだるくなりました。

治療後、不安になったことは？

小野　治療後の不安はどうですか。私はこの9月で9年目になり、PSAは0・9以下で低く推移しています。半年に1回、定期検診を受けています。担当医師に、いつまで続けますかと聞いたところ、最低10年間は続けてほしいとのことで、その後もなるべく続けられてはとのことでした。まあ半年に1回ならば別に苦ではないので、しばらくは続けてみたいと思います。

木下　前立腺がんについては、8％ぐらいは再発することがあるそうです。最初のころに治療をされた方は、再発率が高いような気がします。私も7年目に再発し、10年目になってホルモン治療を開始しました。そのせいで、ホットフラッシュという体が急に熱くなる副作用があります。ＰＳＡは、０・03からじわりと上昇しています。再発の症状はとくにありません。ＭＲＩは現在、受診していません。ホルモン治療は続けています。

小野　ＰＳＡは、プラス２になると再発を疑うと聞きましたが。

木下　ＰＳＡが1・4で再発となりました。ＭＲＩで影があったのですね。プラス２まで行かないうちに、再発判定となったようです。一概にプラス２になれば再発というわけでもないようですね。副作用と闘うというよりも、副作用とうまくつき合いながらやって行ければと思っています。お酒も飲め、旅行も行けますので。

羽渕　昨年7月に38回の治療を終えました。10月のＰＳＡ検査では０・12、1月になって2・0、5月は０・３と上がったり下がったりで心配しています。7月にＰＳＡとＭＲＩ検査をしますので、それでどうなっていくのかが心配です。

津川　一番の不安としては、前立腺で再発した場合と、他の部位で転移や新たながんが発生することです。そもそも自分としてはまったく想定外にがんになったので、いったいその原因が何かわからない以上、他の部位でのがん発生は注視するべきかと考えています。がん治療後の定期検査では前立腺しか注目していません。だから他の部位でのがんが不安です。

伊佐　再発の不安はありますね。一年一年、ＰＳＡの数値の安定への感謝と、歳を重ねて行くときの再発への不安のバランスを保っていきたいと思っています。

現在、何か特別なことをしている？

小野　がんにかかってからですが、現在、運動、食事、生活習慣などで、何か特別なことをしていますか。私はなるべく歩くようにしています。１日１万歩を目標に歩いています。仕事でも車に乗らずに、歩いて移動するようにしています。図書館や買い物も歩いて行くようにしています。運動はやりたいけど、仕事をしているとなかなかできませんね。

木下　運動として、歩くことや、家の中ではストレッチや筋トレをしています。食事では、免疫力が高まるニンニク、キャベツ、トマトなどを摂取しています。

羽渕　会社をやめてから何もすることがないので、区の体操教室に通おうとしましたが、区の職員からあなたは元気だから参加できないと言われ憤慨しました。それでも総合体育館で、体操を行なっています。ほかにプールでの体操教室もやっています。それで、お腹が空きすぎて、ついつい食べて太ってしまい、少しやせなくてはと筋トレなどをしています。

津川　がんに罹患したことで、がんイコール死というイメージがあったので、がんの告知で大変驚きました。それまでまったくがんの知識がなかったので、いろいろな資料を集めたものでした。これが今も続いていて、がんの原因や対策などの情報から残りの人生のＱＯＬを高め、ピンピンコロリと行きたいと願っています。

免疫力の低下ががんの原因という説があり、免疫力を上げる方法を調べて、できる範囲で実践しています。食事では、ニンニクスライスを味噌汁に入れて食べています。これは夜です。朝食の味噌汁は、ココナッツオイルとすりゴマを入れて食べています。

運動ですが、以前からアイスダンスをしていましたが、がん発覚前は、コーチをしていてそんなに滑っていなかったため、治療後しばらくして復活しました。また、通勤と仕事で、ほぼ1万5000歩を動いています。

生活習慣面では、体温を低下させない工夫として、真夏でもブレザーを持ち歩き、冷房が効いた電車や部屋では着るようにし、冬は体温を下げないように多めに着込むようにしています。

がんに罹患したとわかったときには、カイロで部位を温めようとしましたが、前立腺は体内の奥深いところにあるためか、温まらず難しいものでした。

伊佐　特別気をつけていることはありませんが、バランスのよい食事や、規則正しい生活のリズムでしょうか。

小野　今日はいろいろなお話が聞けて有意義な時間を過ごすことができました。また、機会をつくって集まりたいと思います。本日はありがとうございました。

第4章
いざというとき、必ず役立つ がんに関する参考情報

小野 恒

患者会の仲間が日ごろから参考にしている情報と、その入手方法。

国立がん研究センター

国立がん研究センターは、「社会と協働し、全ての国民に最適ながん医療を提供すること」を理念に創設された日本の国立研究開発法人です。日本におけるがん征圧の中核拠点として、治療や研究、技術開発、情報提供などを行なっています。同センターが運営するウェブサイト「がん情報サービス」は、それぞれのがんの解説から予防方法、治療方法、療養中のケア、がんの参考資料の紹介までと情報が満載です。がんの相談窓口なども紹介されています。

「がん情報サービス」の主な内容　https:// ganjoho.jp/public/index.html

それぞれのがんの解説……診断から療養、その後の生活までの必要情報。

診断・治療……がんの検査や治療方法、セカンドオピニオンや臨床試験などの説明。

生活・療養……食事や療養中のケア、治療費や生活費の支援制度など、日常生活の助けとなる情報。

予防・検診……がんの原因や予防について、がん検診の必要性と有用性について。

資料室…………がん対策情報センター作成のがんに関する書籍や冊子、講演会の記録などの紹介、がんに関する用語集など。

がんの相談……治療で不安なことや、治療費のことなど、さまざまな相談窓口の紹介。

日本対がん協会

日本対がん協会は、がん患者の支援、がん知識の普及と啓発、がん研究への助成、がん検診の推進などを行なっている公益財団法人です。同協会が運営するウェブサイト「日本対がん協会」には、「がんで苦しむ人を一人でも減らすため」を大目標とした、①がん予防とがん検診の推進、②がん患者とその家族の支援、③がんの正しい知識の普及と啓発、の3つの大きな活動について、詳しく紹介されています。

「日本対がん協会」の主な内容　https://www.jcancer.jp

がん予防・がん検診の推進…がん検診の目的と効果、メリットについて。がん検診の種類やその内容、検診の流れなどの解説。

がん患者・家族の支援……患者・家族支援のチャリティ活動であるリレー・フォー・ライフや、がん相談ホットライン、専門医によるがん無料相談、社労士による電話相談について。

正しい知識の普及啓発……がんの基礎知識、知っておきたいがんの発生部位とその症状、がんの動向や部位別統計などの紹介。

がん相談支援センター

がん相談支援センターは、がんに関する相談窓口で、全国のがん診療連携拠点病院や小児がん拠点病院、地域がん診療病院に設置されています。これらの病院は、全国どこに住んでいても質の高いがんの診療が受けられるように、治療の内容や設備、がんに関する情報提供などについて一定の基準を満たした厚生労働大臣が指定した施設です。

その病院に通院していなくても、がん患者やその家族、地域に暮らす人たちは誰でも無料で相談することができます。担当医に代わって治療について判断する場ではありませんが、がんに関する治療や療養生活、地域の医療機関などについて相談することができます。また、セカンドオピニオンをどこで受けるか迷うときも、地域のセカンドオピニオン外来を設けている病院などの情報を得ることができます。

全国の「がん診療連携拠点病院」などについては、前出の国立がん研究センターのウェブサイト「がん支援サービス」から「がんの相談」→「がん相談支援センターを探す」→「がん診療連携拠点病院などを探す」を参照してください。

健康と病いの語り ディペックス・ジャパン

健康と病いの語り ディペックス・ジャパンは、健康と病いの体験についての語りを収集・分析・データベース化しているＮＰＯ法人です。集めた情報は広く一般の人や医療関係者に提供しています。患者本人の体験に根ざした知識や情報を社会資源化することで患者の自己決定を支援し、同時にその家族や友人など周囲の人たちの理解を深め、患者主体の医療の実現に貢献することを活動の目的にしています。

同法人が運営するウェブサイト「健康と病いの語り」では、本人や家族が病気の診断を受けたときの気持ちや、治療方法を選んだ理由、経験した副作用などが、映像や音声、テキストを通じて知ることができます。病気に不安を感じたり悩んだりしたとき、経験者から話を聞いたときのように、同じような経験をした人たちの「語り」に触れることで、病気と向き合う勇気と知恵を身につけられるようにとの思いを込めて作られています。また、「語り」だけでなく、それぞれの病気や症状についての基礎知識や治療の流れなども詳しく解説されています。

「健康と病いの語り」の主な内容　https://www.dipex-j.org

前立腺がんの語り……前立腺がんを体験した50～80歳代の人たちの話を紹介。

乳がんの語り……乳がんを体験した20～70歳代の女性の声を紹介。男性の体験談も聞ける。

大腸がん検診の語り……大腸がん検診を受け、大腸がんと診断されている人といない人、それぞれ立場の異なる人たちの声が聞ける。

認知症本人と家族介護者の語り…認知症を体験した人と、認知症の家族介護者たちの体験談も聞ける。

がんサバイバー・クラブ

がんサバイバー・クラブは、一度でもがんと診断されたことのある人たち（＝がんサバイバー）が、希望と共に生きることのできる社会をつくることを使命に、公益財団法人日本対がん協会が取り組んでいる事業です。ちなみに、「サバイバー」は、ラテン語の Sur（超えて）と、vivere（生きる）が語源となっていて、同クラブの名前には、「がんを超えて生きる」という意味が込められています。がん患者の「治りたい」という気持ちと、「普通の生活がしたい」という願いに寄り添い、患者や大切な人の「支えたい」という思いをサポートすることを事業のテーマとしています。患者支援セミナーや相談など、実際にサバイバーやその家族たちが触れ合える活動も行なっています。

同クラブのウェブサイト「がんサバイバー・クラブ」では、各地域で活動する全国の患者会や患者支援団体の情報を公開しています。患者本人やその家族が必要とする地域で活動する患者会や患者支援団体を簡単に調べられるのが特徴です。

「がんサバイバー・クラブ」の主な内容　https://www.gsclub.jp

全国の患者会・支援団体について……日本地図から都道府県別に検索。活動趣旨、活動目的などを一覧できる。

＊その他、イベント情報や最新のがん関連ニュースなども検索できる。

COLUMN2

キャンサー・サバイバーとして私の健康法

QOLを目指す

津川典久

がん治療を終え、今も生きているという喜びはありますが、がんの原因が不明であり、これからどう生きたらベストなのかがわからない、というのが本心です。

いまさらながら、がんについて関心を持たざるを得なくなったと同時に、自分の健康不安を払拭するためにも、がんの原因や治療法、生活について、いろいろと調べて実践しはじめています。

その中から、自分自身の健康維持（QOL）にマッチしたものを書き記します。

がんは生き様に大きな影響を与えた

自分はがんに罹患したという意識がまったくなかったのですが、今思えばおしっこの出方が細くなったとか、おしっこをしたくなる間隔が短くなったといったことが、前立腺がんの症状であったようです。これらすべてを年齢のせいと思って納得させていたのですが、そのような症状が現れたら、病院でＰＳＡを調べてもらうべきでした。がんは、静かな病気で、自覚症状が出たら末期がんとよくいわれます。自分はがんについて、あまりにも無関心であり、無知でした。

今だから言えますが、数あるがんの中で、前立腺がんでよかったと思っています。前立腺がん治療後の５年後生存率は、ほぼ１００％です。

がんは、人生観を一変させます。人間は必ず死ぬことはわかっていますが、これが自分自身の身に現実として起きたとき、強い恐怖心として感じたわけです。がん罹患前は、本当に漫然と生きてきました。たとえれば、マイルストーンがない状態でプロジェクトを進めているような、適当に生きている感覚でした。

がんになったことで、残り人生をはっきりくっきりと意識するようになりました。そして、前立腺がんが寛解になったことで、よほどのことがない限り、寿命まで生き続けられるという、人生の強力なプロテクター（シェルターのような箱）の中に入った安心感が涌いてきて、残り人生を漫然と生きるのではなく、充実したものにしたいと強く思った次第です。

臓器を失うということ

がんの治療とは、手術であれ放射線であれ体内である特命の仕事をしていた臓器を壊すわけです。その結果、臓器がなくなるのです。実際に経験してみないとわからないとは思いますが、前立腺でいうと、前立腺液の分泌がなくなります。つまり、射精時の栗の花の匂いがする白いドロドロの液体が出なくなります。幸いなことに、前立腺がんの治療後の影響は、たったそれだけでした。

他の臓器ががんになられた方は、もっと、苦労されていると思います。臓器は、復活しませんので、自分自身の臓器をもっといとおしく感じて、健康に留意して、早期発見・早期治療をされることを、ことあるごとに若い方にお勧めしていますが、自分自身ががんについて無関心だったように、若い方もやはり無関心です。数年前から始まった、小学生・中学生へのがん教育に期待したいところです。

免疫力を向上させる

さて、がんの発生原因については、諸説あるようですが、その結果から導き出された直接の要因は、「免疫力」が低下してがんが発生するとされているようです。

実は、免疫力をどう計るのかはわかっていません。私は、体の内側から自然と沸いてくるやる気を感じれば、免疫力が高まったと考えています。その免疫力を向上させるといわれているものについて調査してみましたのでご紹介します。

治療を終えて寛解となったことで、いわゆる世間で免疫力を向上させるといわれている方法の中から、私ができそうな事を実践してみました。これらの中には、玉石混交のインターネット情報やさまざまな書籍から引き出したものもあり、学術的にまだ定まっていないと思われるものもありますが、自分として関心がありかつ、実施可能なものを抽出してみました。また、記載したものについて、すべての方に効果があるものではないかもしれません。

食事面から見た免疫力を高める方法

食品の摂取とともに、体外から侵入するウイルスや病原菌は、腸にある免疫細胞で撃破しているとされています。

したがって、免疫力を高めるためには、腸を良い状態にしておくことを念頭に、食べ物を摂取するようにしました。

最近では、腸内細菌のことを腸内フローラと称して話題になっています。私が積極的に食べ出した食品は、発酵食品，大豆加工食品，そしてニンニクです。さらに、ココナッツオイルの抗酸化力にも注目しています。

納豆（発酵食品）　発酵食品として、納豆をできるだけ毎日食べるようにしています。納豆菌は熱に弱いと聞いたことがあり、食事の最初にサラダとともに食べきってしまうようにしています。

厚揚げ（大豆加工食品）　タンパク質を多めに摂取しようと考えたため、豆腐の2倍近いタンパク質があるといわれる厚揚げを、1日1切れ（約150g）食べています。

ニンニク　ニンニクは、いろいろな資料で免疫力を向上させる食品のトップとして紹介されています。私は、味噌汁を朝夕2食いただいていますが、夕食のときはスライスした乾燥ニンニクを軽く1つまみ投入して、ふやけたら食べています。一度、投入量が多すぎて胸やけしたので、適量を摂取するようにしています。

ココナッツオイル（ヴァージンココナッツオイル）　抗酸化作用があるといわれているココナッツオイルを積極的に摂取するようにしています。朝食の味噌汁には、ココナッツオイルを1さじ投入し、かき混ぜて飲んでいます。ココナッツオイルは油なので、すぐ飲むと口内をやけどしますので、少し冷ましてからいただいています。その他、サラダにはドレッシングの代わりにかけています。

体を冷やさない

がんは、体温が39・3℃で細胞分裂を停止する（活動が極端に弱まる）と聞いています。42・5℃で死滅するという説もあります。逆に、35℃代の体温だと増殖するようです。39・3℃を維持することは実質不可能としても、せめて36℃の後半あたりを維持するようにしています。

がんにかかる前は、風呂から出ても、なぜか下腹部が白くなり、触っても冷たいという記憶がありましたので、カイロで温めようとしましたが、前立腺は体の深部にあるためか、熱が届いていないような気がしました。

がん治療後は、体の芯から温まるようにと、浴槽内で水素ガスを発生させて入浴する水素浴を実行しています。通常のお風呂の湯温で、お風呂と温泉の中間ぐらい温まる気がします。おかげさまで、この冬はとても温かく過ごせました。下腹部の白い部分はなくなりました。しかも毎年、足にできていたしもやけができませんでした。

なお、冷たい飲み物や食べ物は、夏でも極力避けています。水も室温まで上昇してから摂取するようにしています。

ストレス解消

免疫力低下の最大の原因はストレスといわれていますが、直感的に分かる気がします。ストレスを感じると、胃がキュッと縛り上げられ、血管が縮むような気がします。そして、気分が落ち込みます。

現実世界では、ストレスは避けて通れないものですが、治療後は、考え方を変えて、物事に対して深く考え込まない、悩み込まない、自分を責めない、といったストレス回避策をとるようにしています。

さらに、笑いの効果が近年話題となっていますので、無理をしてでも顔の表情を穏やかにするように心がけています。落語や漫才などのお笑い番組を、テレビやラジオで意識して聞くようにしています。

睡眠の確保

ストレスや体調との関係があるかもしれませんが、睡眠時間が少ないことや睡眠の質が悪いと、免疫力が低下するといわれています。

自分は、残念ながら毎日５時間前後の睡眠時間となっています。

睡眠には周期があり、90分ごとに、レム睡眠とノンレム睡眠を繰り返しているようで、眠ってから90分ぐらいで、少し眠りが浅くなるようです。この睡眠周期の90分を意識して、起きる時刻から逆算し、眠る時刻を求めて眠ると質の高い睡眠が得られるようです。

24時に眠った場合、たいてい4時半に一旦目が覚めます。90分を1単位とすると、3単位に当たります。本来は4単位の6時ぐらいまでは眠りたいものです。

電車移動中に座れたときは、すぐさまショートスリーパーになり、睡眠負債を少しでも解消するようにしています。

サプリメント

世に、さまざまなサプリメントがあり、値段もそれなりに高いものが多いようです。それとなく効果をにおわせて興味を引いていますが、具体的に効果を述べると薬事法に抵触するため、残念ながら具体的な名称とその効果は差し控えたいと思います。

私は、ミトコンドリアのエサとして、「コエンザイムQ10」と、頭の中身の維持のため、「DHA+EPA」と「プラズマローゲン（鶏ムネ肉由来）+ヤマイモ+フェルラ酸」を摂取しています。

薬草・漢方

春ウコン

私ががん治療を終えて1年半後に知人から紹介された情報ですが、春ウコンは琉球王朝の時代から、薬草や漢方として活用され、殺菌作用や抗酸化作用に優れているそうです。春ウコンを体重と症状にあわせた適量を1時間ごとに摂取することで、がんや成人病が治まったという実績があるそうです。

現在、その春ウコンを摂取中です。執筆時点で1カ月過ぎました。初日から、指の先まで赤みが差し、いわゆる血の巡りが良くなった気がしました。

ヒトの体は約60兆個の体細胞でできているそうで、およそ3カ月で再生されるようなので、とりあえず3カ月続けてみて、どう変わったかを体感してみたいと思います。

活性酸素の除去

酸素は人間の生活に欠かせない物質ですが、これが多すぎると細胞を傷つけて、老化やがんの発生につながるなど、さまざまな研究がされています。ここに紹介するのは、活性酸素ががんを引き起こすことに対する抗酸化作用です。

ココナッツオイル

先ほど紹介したココナッツオイルが持つ中鎖脂肪酸は、抗酸化作用が期待できます。また、免疫力も向上するといわれています。

ルイボス茶

ルイボス茶には強力な抗酸化作用があり、活性酸素を除去する効果が実証されています。本当は、茶葉を10分程度煮出したものがよいのですが、水で溶かして飲めるパウダータイプのものも販売されています。私はついつい、手軽なパウダータイプのルイボス茶を飲んでいます。

水素ガスの摂取

活性酸素の究極的な除去方法として、水素ガスによるものが注目されています。先に記載した水素ガス温浴よりも、もっと積極的に水素ガスを摂取できるダブル水素ボトルを近々、試そうと思っています。

まとめ

人は必ず死にます。今、その死に方を考えるよりも今の生き方をどう充実させるかを考えて、いわゆる「ピンピンコロリ」を目指して、しぶとくしなやかに生きていきたいと思います。自分自身のＱＯＬを充実させて「コロリ」を迎えたいと思います。

お読みいただき、ありがとうございました。

おわりに

日ごろから、前立腺がんと宣告されたときにどんな悩みをもって、それをどうやって解決してきたのかなど、患者会の仲間とよく話をしています。その話を会の中だけにとどめるのではなく、皆さんにも知っていただきたい、とくに患者予備軍の人たちが治療を受けるときの参考にしていただけるのではないかとの思いで本書をまとめました。

演出家の宮本亞門さんが、２０１９年5月に前立腺がんの全摘出手術を受け、手術は成功したものの、術後の後遺症でずっと尿漏れがあると告白されています。全摘出手術を選んだのは、再発・転移の心配が少なく、放射線や重粒子線治療よりも通院を減らせることがその理由とのことです。もし、前立腺がん体験者から意見を聞く機会があれば、尿漏れがない放射線治療法も選択肢に入れられたのではないかとも思います。

本書の構成は、病気に関しては「病気に立ち向かうとき、必ず力になる前立腺がんの基礎知識」として、東京大学医学部付属病院放射線治療部門 医師 澤柳 昂先生および部門長 中川恵一先生に寄稿していただきました。その中で、現役で働いている方々のために「前立腺がんは働きながら治せる」との説明もしていただきました。

また、患者会の皆さんには「私の前立腺がん体験記」、「みんなが知りたい前立腺がんQ&A」を、幹事会幹事による座談会として、「家族、仕事、お金、治療の悩みをじっくり語ろう!」をとりまとめました。その中で、TBSラジオの健康番組で「生島ヒロシのおはよう定食・一直線」(平日5時~6時30分放送)を紹介しています。内容は、毎日いろいろなお医者さんが電話出演され、とくに中高年の人たちにとっては参考になる番組であり、中川先生もときどき出演されています。

また、「いざというとき、必ず役立つがんに関する参考情報」として、がん情報の入手方法を紹介しました。津川典久さんには「キャンサー・サバイバーとして私の健康法QOLを目指す」として個人的な健康法を述べていただきました。いずれも、参考にしていただけると思います。

本書が前立腺がんに興味をもたれた方や心配されている人たちにとって参考になり、

早期発見・早期治療の一助になれば幸いです。

この本をまとめるに際して、東京大学医学部付属病院放射線治療部門の澤柳昴医師および中川恵一部門長、前立腺がん患者会の伊佐和巳氏、木下勝栄氏、津川典久氏、株式会社日本地域社会研究所の落合英秋社長、編集担当の八木下知子さんに、多大なご協力を得ることができて出版に至ったことを深く感謝します。

２０１９年12月

前立腺がん患者会　代表　　小野　恒

協力者

中川恵一　東京大学医学部付属病院放射線治療部門部門長

澤柳　昂　東京大学医学部付属病院放射線治療部門医師

伊佐和巳
1953年生まれ　放射線治療開始年齢63歳　現在治療後 3年

市川太郎(仮名)
1955年生まれ　放射線治療開始年齢60歳　現在治療後 4年

小野　恒
1949年生まれ　放射線治療開始年齢62歳　現在治療後 8年

小泉良治
1936年生まれ　放射線治療開始年齢72歳　現在治療後11年

木下勝栄
1945年生まれ　放射線治療開始年齢62歳　現在治療後12年

高岡誠一(仮名)
1953年生まれ　放射線治療開始年齢62歳　現在治療後 4年

津川典久
1957年生まれ　放射線治療開始年齢59歳　現在治療後 3年

羽渕　淳
1941年生まれ　放射線治療開始年齢77歳　現在治療後 1年

松浦正忠
1936年生まれ　放射線治療開始年齢76歳　現在治療後 7年

松橋克夫
1941年生まれ　放射線治療開始年齢72歳　現在治療後 6年

宮下静男
1947年生まれ　放射線治療開始年齢71歳　現在治療後 0年

渡部優一
1947年生まれ　放射線治療開始年齢70歳　現在治療後 2年

体験者《たいけんしゃ》が語《かた》る
前立腺《ぜんりつせん》がんは怖《こわ》くない

2020年3月16日　第1刷発行

監修者　中川恵一《なかがわけいいち》
編　者　前立腺《ぜんりつせん》がん患者会《かんじゃかい》
著　者　伊佐和巳《いさかずし》　小野恒《おのひさし》　木下勝栄《きのしたかつえい》　津川典久《つがわのりひさ》
羽渕淳《はぶちあつし》　渡部優一《わたなべゆういち》
発行者　落合英秋
発行所　株式会社 日本地域社会研究所
〒167-0043　東京都杉並区上荻 1-25-1
TEL（03）5397-1231（代表）
FAX（03）5397-1237
メールアドレス　tps@n-chiken.com
ホームページ　http://www.n-chiken.com
郵便振替口座　00150-1-41143
印刷所　モリモト印刷株式会社

ISBN978-4-89022-255-1